青少年脊柱健康与成长

王红锦　主编

江西科学技术出版社

江西·南昌

图书在版编目(CIP)数据

青少年脊柱健康与成长 / 王红锦主编. -- 南昌：江西科学技术出版社，2025.1. -- ISBN 978-7-5390-9266-9

Ⅰ. R682.3

中国国家版本馆CIP数据核字第20241C1X62号

青少年脊柱健康与成长

王红锦　主编

QINGSHAONIAN JIZHU JIANKANG YU CHENGZHANG

出版发行	江西科学技术出版社
社址	南昌市蓼洲街 2 号附 1 号
	邮编:330009　电话：（0791）86623491　86639342（传真）
印刷	武汉鑫佳捷印务有限公司
经销	各地新华书店
开本	787mm×1092mm　1/16
印张	12.25
字数	196千字
版次	2025年1月第1版
印次	2025年1月第1次印刷
书号	ISBN 978-7-5390-9266-9
定价	198.00元

国际互联网（Internet）地址：http://www.jxkjcbs.com　选题序号：ZK2024196　赣版权登字：-03-2024-298
责任编辑：毛晓庆　宋涛　装帧设计：熊怀成
版权所有　侵权必究
（赣科版图书凡属印装错误，可向承印厂调换）

前言

脊柱是由颈椎、胸椎、腰椎、骶椎、尾椎等共33个椎体，通过23个富有弹性的椎间盘和很多活动方向不同的小关节，以及长短不等的韧带连结而成的。它上连颅骨，中部与肋骨相连，下端和髋骨组成骨盆。正常人的脊柱自上而下有4个像弹簧一样的生理弯曲，从侧面看呈"S"形，即颈椎前凸、胸椎后凸、腰椎前凸和骶椎后凸。脊柱正是通过这4个弯曲，使人体保持平衡，对运动产生的震荡予以缓冲，有效地支撑和维护内脏安全，是生命大厦的顶梁柱。

我国的中老年人中97%患有脊柱疾病。近年来，该病又呈现出年轻化的趋势，在40岁以下的人群中，40%以上人的脊柱有各种疾病，甚至儿童脊柱的发病率也高达25%。青少年处于身体快速发育的阶段，神经系统、骨骼肌肉系统发育并不完善，外界的干扰很容易影响青少年的发育状况，特别是脊柱的发育情况。脊柱生理形态的改变不仅可能造成青少年骨骼肌肉系统的疾病，如非特异性腰背疼痛，严重者还有可能造成脊柱侧弯，从而影响内脏器官的发育，如造成呼吸系统发育不良。中国青少年的脊柱问题已经相当突出，更令人担忧的是，这些脊柱不健康的孩子由于症状不明显或者没有得到足够重视而没有及时治疗，在他们成年后极有可能产生严重的脊柱疾病而遭受到更大的痛苦。因此，对青少年脊柱的重视，关系到他们的现在和将来，也关系到社会的将来，关系到整个社会的健康水平和文明程度。

青少年是祖国的未来、民族的希望。我们要高度重视青少年的健康成长，深入贯彻落实"健康第一"的教育理念。青少年时期是人体生长发育的高峰期，随着现代生活方式的变化，近年来，青少年脊柱健康相关问题已成为我国新的、突出的公共卫生问题。2019年，我国青少年腰背疼痛的疾病负担排在该年龄段疾病负担的第十位，脊柱侧弯已成为青少年健康的第三大"杀手"。据统计，我国有6 000万脊柱侧弯患者，每年新增百万人。而其中不得不让人警惕的是，目前我国中小学生发生脊柱侧弯人数已经超过500万，并且还在以每年30万左右的人数递增。脊柱健康问题在当下已成为继肥胖、近视之后危害我国青少年的第三大疾病，保住"中国脊梁"刻不容缓！不良身体姿态既是脊柱健康问题的诱发因素，又是脊柱健康问题的外在表现，需要引起各方高度重视。

本书从脊柱的解剖结构开始，以较通俗的语言，细致地讲解了脊柱的形成、构造、功能以及骨骼营养与健康等知识。只有通过了解与掌握一定的知识，教师、家长和学生才能充分重视脊柱健康问题，预防相关疾病。希望本书能引起大家对青少年脊柱健康知识的重视，为促进青少年的脊柱健康和快乐成长贡献力量！

作者简介

王红锦

人体结构与功能医学倡导者
产后康复技术体系研发人
中医骨骼形体矫正技术研发人
北京盛世泰禾医学研究中心院长
世界骨龄健康高峰大会创会主席
CCTV"影响力对话"栏目特邀嘉宾

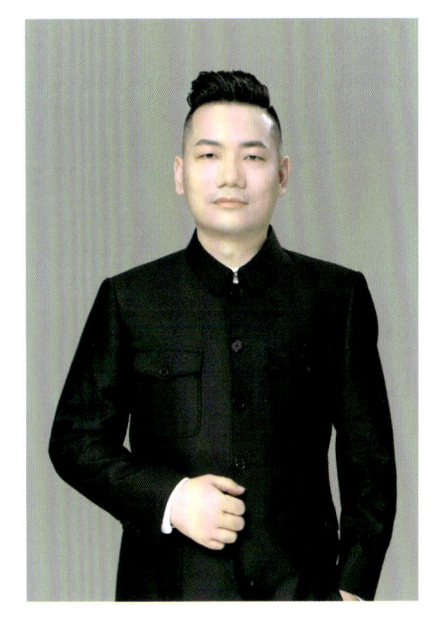

王红锦自幼学习中医文化，曾到世界各地研习进修，后又拜国医大师石学敏院士、韦贵康教授为师。王红锦在中医骨骼形体矫正、产后恢复方面有很高的造诣，带领专家团队研发出中医手法矫形技术体系，主编《徒手整形实用技术》《临床骨科学》《骨盆平衡矫正术》《产后康复技术指南》《小颜整骨术——骨相美人》《中国正骨整脊术与体形体态矫正》《青少年脊柱健康与成长》等图书，多次带领专业代表团出访韩国、日本、法国、德国、瑞士，传授中医手法矫形技艺，获得行业内外的一致称赞和好评。

目 录

第一章　青少年脊柱检测

第一节　脊柱健康自测表 …………………………… 002

第二节　脊柱健康常用的动态检测 ………………… 004
　一、测一测颈椎的灵活度 ……………………… 005
　二、测一测青少年是否含胸、驼背 …………… 007
　三、测一测青少年的腰椎还正常吗 …………… 008
　四、测一测青少年的脊柱够不够强壮 ………… 012

第三节　青少年姿势的评定 ………………………… 014
　一、正常前面观 ………………………………… 015
　二、正常后面观 ………………………………… 016
　三、正常侧面观 ………………………………… 017

第二章　青少年常见的脊柱健康问题

第一节　头前伸 ……………………………………… 020
　一、什么是头前伸 ……………………………… 020
　二、头前伸的形成原因 ………………………… 021
　三、头前伸的危害 ……………………………… 021
　四、头前伸的家庭保健推拿 …………………… 023
　五、头前伸的康复训练 ………………………… 024
　六、头前伸的预防 ……………………………… 026

第二节　颈源性头痛 ··· 027
　　一、什么是青少年颈源性头痛 ··· 027
　　二、颈源性头痛形成原因 ·· 028
　　三、颈源性头痛的常见症状 ·· 028
　　四、颈源性头痛的家庭保健推拿 ··· 029
　　五、颈源性头痛的康复训练 ·· 029
　　六、颈源性头痛的预防 ··· 032

第三节　高低肩 ·· 033
　　一、什么是高低肩 ·· 033
　　二、高低肩的形成原因 ··· 034
　　三、高低肩的检测 ·· 035
　　四、高低肩的危害 ·· 036
　　五、高低肩的矫正 ·· 037
　　六、高低肩的康复训练 ··· 039
　　七、高低肩的预防 ·· 041

第四节　圆肩（含胸）、驼背 ··· 042
　　一、什么是圆肩（含胸）、驼背 ·· 042
　　二、圆肩、驼背的形成原因 ·· 043
　　三、圆肩、驼背自测 ·· 045
　　四、圆肩、驼背的危害 ··· 046
　　五、圆肩、驼背的家庭保健推拿 ··· 047
　　六、圆肩、驼背的康复训练 ·· 048
　　七、圆肩、驼背的预防 ··· 050

第五节　脊柱侧弯 ··· 052
　　一、什么是脊柱侧弯 ·· 052
　　二、脊柱侧弯的发病原因 ·· 053
　　三、脊柱侧弯的分类 ·· 054
　　四、脊柱侧弯的危害 ·· 055
　　五、脊柱侧弯的诊断 ·· 056

六、如何及早发现青少年脊柱侧弯 ———————— 057
　　七、脊柱侧弯的"居家六步筛查法" ——————— 058
　　八、脊柱侧弯的治疗 ———————————————— 061
　　九、脊柱侧弯的康复训练 ————————————— 064
　　十、脊柱侧弯的预防 ———————————————— 067

第六节　腰背疼痛 ———————————————————— 067
　　一、什么是青少年腰背疼痛 ———————————— 067
　　二、腰背疼痛的形成原因 ————————————— 067
　　三、腰背疼痛的常见症状 ————————————— 068
　　四、腰背疼痛的家庭保健推拿 ——————————— 068
　　五、腰背疼痛的康复训练 ————————————— 070
　　六、腰背疼痛的预防 ———————————————— 072

第七节　骨盆倾斜 ———————————————————— 074
　　一、什么是骨盆倾斜 ———————————————— 074
　　二、骨盆倾斜的形成原因 ————————————— 078
　　三、骨盆倾斜的危害 ———————————————— 078
　　四、骨盆倾斜的检测 ———————————————— 081
　　五、骨盆倾斜的康复训练 ————————————— 083
　　六、就医信号 ———————————————————— 090
　　七、骨盆倾斜的预防 ———————————————— 091

第八节　X、O 型腿 —————————————————— 092
　　一、什么是 X、O 型腿 ——————————————— 092
　　二、X、O 型腿的形成原因 ————————————— 094
　　三、X、O 型腿的区别 ——————————————— 095
　　四、X、O 型腿的评估诊断 ————————————— 096
　　五、O 型腿就是骨头弯曲了吗 ——————————— 098
　　六、X、O 型腿的危害 ——————————————— 099
　　七、X、O 型腿的矫正 ——————————————— 100
　　八、X、O 型腿的康复训练 ————————————— 100
　　九、如何预防 X、O 型腿 —————————————— 105

第九节　扁平足 ⋯⋯⋯⋯⋯⋯⋯⋯⋯⋯⋯⋯⋯⋯⋯⋯⋯⋯⋯⋯ 107
　　一、什么是扁平足 ⋯⋯⋯⋯⋯⋯⋯⋯⋯⋯⋯⋯⋯⋯⋯⋯ 107
　　二、扁平足的形成原因 ⋯⋯⋯⋯⋯⋯⋯⋯⋯⋯⋯⋯⋯⋯ 108
　　三、扁平足的症状及分型 ⋯⋯⋯⋯⋯⋯⋯⋯⋯⋯⋯⋯⋯ 108
　　四、扁平足的矫正和保健 ⋯⋯⋯⋯⋯⋯⋯⋯⋯⋯⋯⋯⋯ 109
　　五、扁平足的注意事项 ⋯⋯⋯⋯⋯⋯⋯⋯⋯⋯⋯⋯⋯⋯ 111
　　六、扁平足的防治 ⋯⋯⋯⋯⋯⋯⋯⋯⋯⋯⋯⋯⋯⋯⋯⋯ 111

第十节　青少年增高 ⋯⋯⋯⋯⋯⋯⋯⋯⋯⋯⋯⋯⋯⋯⋯⋯⋯ 112
　　一、影响青少年增高的因素 ⋯⋯⋯⋯⋯⋯⋯⋯⋯⋯⋯⋯ 112
　　二、长高的征兆 ⋯⋯⋯⋯⋯⋯⋯⋯⋯⋯⋯⋯⋯⋯⋯⋯⋯ 114
　　三、生长痛的症状 ⋯⋯⋯⋯⋯⋯⋯⋯⋯⋯⋯⋯⋯⋯⋯⋯ 115
　　四、生长痛的诊断 ⋯⋯⋯⋯⋯⋯⋯⋯⋯⋯⋯⋯⋯⋯⋯⋯ 116
　　五、青少年生长痛怎么办 ⋯⋯⋯⋯⋯⋯⋯⋯⋯⋯⋯⋯⋯ 116
　　六、胃肠也会"生长痛" ⋯⋯⋯⋯⋯⋯⋯⋯⋯⋯⋯⋯⋯ 117
　　七、青少年怎样才能长得更高 ⋯⋯⋯⋯⋯⋯⋯⋯⋯⋯⋯ 117
　　八、青少年增高的家庭保健推拿 ⋯⋯⋯⋯⋯⋯⋯⋯⋯⋯ 121
　　九、青少年增高体操 ⋯⋯⋯⋯⋯⋯⋯⋯⋯⋯⋯⋯⋯⋯⋯ 123
　　十、青少年增高补钙食谱 ⋯⋯⋯⋯⋯⋯⋯⋯⋯⋯⋯⋯⋯ 126

第三章　青少年脊柱健康的日常保健

第一节　脊柱的日常保健 ⋯⋯⋯⋯⋯⋯⋯⋯⋯⋯⋯⋯⋯⋯⋯ 132
　　一、脊柱保持什么样的姿势最理想 ⋯⋯⋯⋯⋯⋯⋯⋯⋯ 132
　　二、影响脊柱健康的十个坏习惯 ⋯⋯⋯⋯⋯⋯⋯⋯⋯⋯ 132
　　三、脊椎错位和脊柱变形的危害 ⋯⋯⋯⋯⋯⋯⋯⋯⋯⋯ 134
　　四、青少年脊柱健康的日常保健 ⋯⋯⋯⋯⋯⋯⋯⋯⋯⋯ 135

第二节　青少年脊柱保健操 ⋯⋯⋯⋯⋯⋯⋯⋯⋯⋯⋯⋯⋯⋯ 147
　　一、青少年脊柱保健操 ⋯⋯⋯⋯⋯⋯⋯⋯⋯⋯⋯⋯⋯⋯ 147
　　二、青少年脊柱保健操的运动原则 ⋯⋯⋯⋯⋯⋯⋯⋯⋯ 158
　　三、青少年脊柱保健操的注意事项 ⋯⋯⋯⋯⋯⋯⋯⋯⋯ 158

第三节　青少年如何健康饮食 …………………………………… 159
　　一、均衡饮食 ………………………………………………… 159
　　二、饮食金字塔 ……………………………………………… 160
　　三、青少年饮食指南 ………………………………………… 161

附录　认识脊柱

第一节　脊柱、骨盆的形成 …………………………………… 168
　　一、脊柱的生理发育和变化 ………………………………… 168
　　二、骨盆的生理发育和变化 ………………………………… 171

第二节　脊柱、骨盆的构造 …………………………………… 172
　　一、脊柱的构造 ……………………………………………… 172
　　二、脊柱的外形特点 ………………………………………… 174
　　三、骨盆的构成和特点 ……………………………………… 175

第三节　脊柱和骨盆的功能 …………………………………… 177
　　一、脊柱的功能 ……………………………………………… 177
　　二、骨盆的功能 ……………………………………………… 179

参考文献 ……………………………………………………… 181

青少年脊柱健康与成长

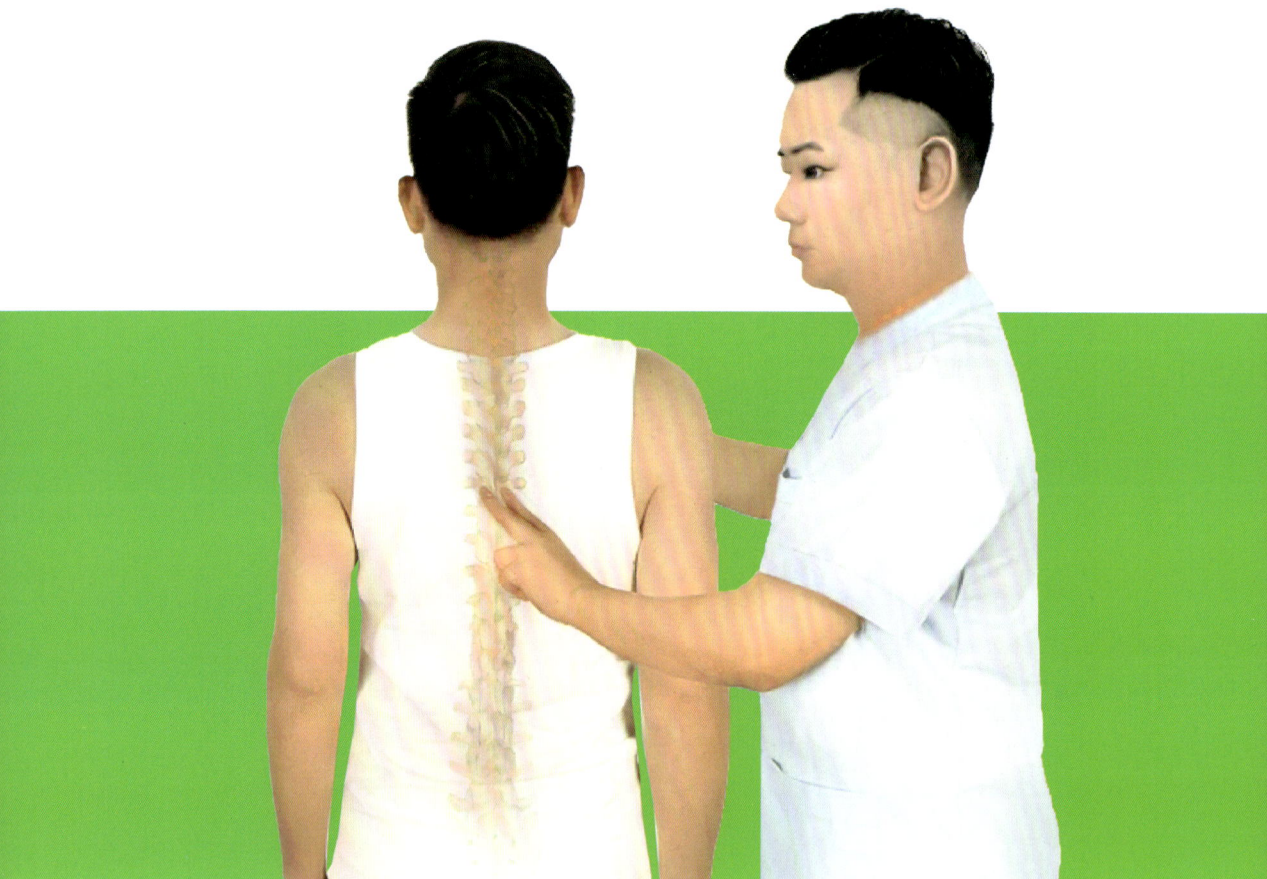

第一章 青少年脊柱检测

第一节　脊柱健康自测表

脊柱形态异常、颈椎病、腰背痛的发病趋势越来越低龄化，发病率在青少年中急速上升。据统计，我国现今中学生平均每天在桌前静坐的时间超过8小时，部分高中生长达12小时。他们长年长时间伏案学习，颈椎长时间保持一个反生理弯曲姿势，加上日常生活中的一些不良姿势习惯，必然会对脊柱造成损伤。当家长发现孩子的头怎么老喜欢歪着，孩子的肩膀怎么一边高一边低时，就要格外注意了，或许孩子的脊柱已经变形。如果能掌握一些自测脊柱健康的方法，及时发现一些"隐形杀手"，将对保护脊柱大有裨益。

家长请试着帮孩子检查是否有以下症状，可配合使用卷尺测量检查，如果孩子出现如下问题（症状），即可在前面的"□"内画"√"。具体内容如下（如图1-1）：

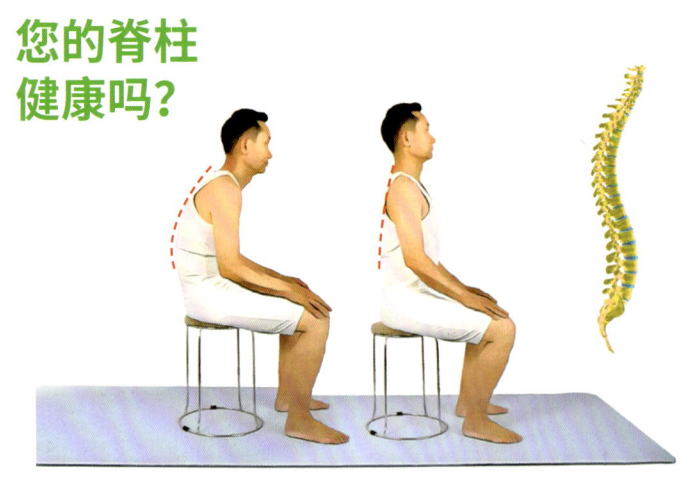

图1-1

□ 看孩子双眉是否等高，双眼是否等大、等高。

□ 测量鼻子中间到耳朵前面的耳屏处之间的距离、左右两边的长度是否相同。

□ 仔细观察孩子的嘴唇和下巴，看人中沟是否直，嘴角是否在同一水平线，下巴是否偏向一侧，下颌骨两侧是否对等。

□ 看孩子站立的时候，脸是否朝向正面而没有往某一边倾斜，头部是否倾斜（歪脖子），或者双耳上（下）缘是否等高。

□ 看孩子有没有经常头痛（以偏头痛、前额痛居多），是否有肩颈部不适、习惯性落枕。

□ 检查孩子穿T恤或衬衫时，两侧领口是否对称。

□ 看孩子肩膀的部位，左右的高度一样吗？肩胛骨有没有单侧或双侧异常翘起，两侧肩胛骨下缘是否等高。

□ 看孩子坐着或站立时，是否有圆肩、驼背的现象。

□ 若是女孩，要看两侧乳房大小是否一致。

□ 测量孩子两侧手臂的长度，看左右两边是否一样长。

□ 看孩子站立的时候，身体是否与地面垂直。

□ 从侧面看，孩子是否弯腰、驼背。

□ 检查骨盆到肩膀的距离，看左右两边髂骨到肩膀的距离是否一样长。

□ 看骨盆位置最高的部分，左右两边髂骨是否在一条直线上。

□ 检查腿的长度，看两髌骨下缘是否等高，左右两腿是否一样长。

□ 观察孩子的鞋子，重点看鞋后跟，看鞋底两侧的磨损是否一致。

□ 看孩子平常生活中坐姿和站姿是否歪歪扭扭。

□ 看孩子平常有没有感觉腰肌板滞、疼痛，弯腰的时候腰会不会痛。

□ 看孩子穿裤子的时候，裤缝是否往某个方向偏。

□ 看孩子平常走路时是否沿直线往前走。

□ 看孩子有没有习惯性踝关节扭伤（崴脚）。

□ 看孩子有没有时常出现手臂、手指麻木的现象。

□ 看孩子有没有时常出现腿部、脚趾麻木的现象。

家长可以选择在日常学习、走路、生活中观察孩子是否存在上述问题，也可以让孩子脱去上衣，自然站立，家长从正面、侧面和后面分别观察。如上述问题打"√"不到10项，孩子努力做脊椎运动操，情况就可以好转；上述问题打"√"在10项以上但少于15项，孩子必须定期到医院接受专业医生的协助进行脊椎矫正，建议到医院接受治疗；如上述问题打"√"在15项以上，表示孩子的脊椎健康状况相当严重，必须立刻到医院就诊。

第二节　脊柱健康常用的动态检测

正常的脊柱有一定的活动度，但各部位活动度不同，颈椎段与腰椎段的活动范围最大，胸椎段活动范围较小，骶椎各节已融合成骨块状，几乎无活动性，尾椎各节融合固定，无活动性。在做脊柱检测时，要做脊柱活动范围检查，即进行颈椎、胸椎和腰椎的前屈、后伸、侧屈及旋转活动的检查。脊柱活动度是对脊柱的活动度进行初步检查，用于预防和及时发现脊柱病变。我们可以用以下的动态检测方法（如图1-2），及时发现青少年的脊柱问题，早日治疗和预防，保护青少年的脊柱健康。

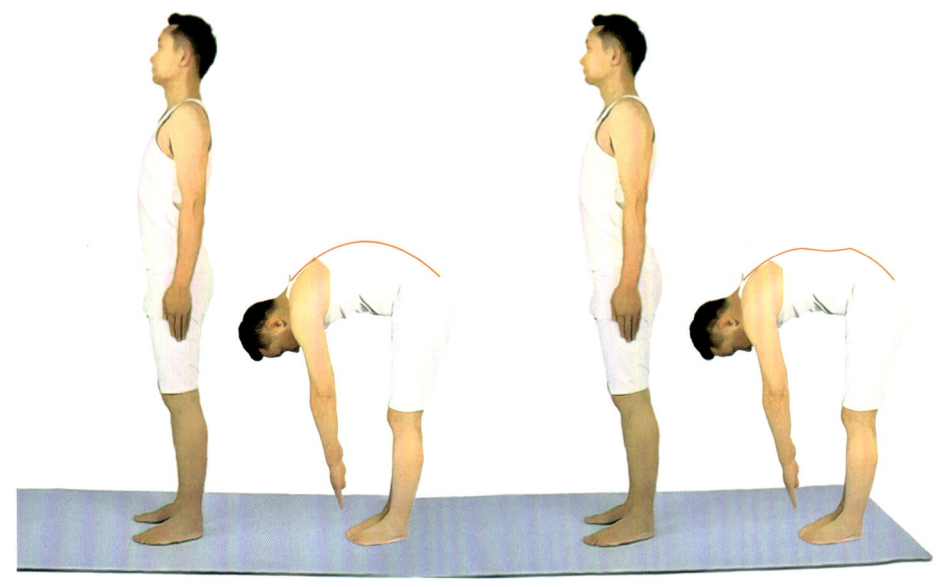

图1-2

一、测一测颈椎的灵活度

◆将头慢慢向前下倾，看下巴能否贴到身体（如图 1-3）。

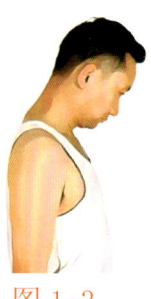

图 1-3

◆将头慢慢向后上仰，看眼睛能否直视天花板（如图 1-4）。

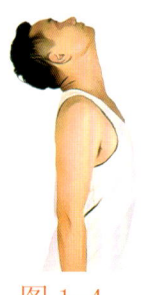

图 1-4

◆将头慢慢向左或右转，看下巴能否自如地贴近左侧或右侧锁骨中点（如图 1-5）。

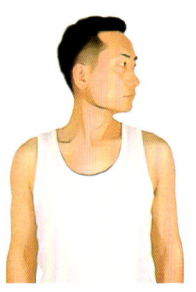

图 1-5

如果不能顺利完成这四个动作，或在完成过程中出现疼痛，说明颈椎不是那么健康了，要及时改正不良习惯，预防颈椎病。如果颈椎疼得厉害，那么请用以下方法检查是不是已经患上颈椎病了。检测方法如下：

● 孩子如果脖子一侧疼痛明显，那么可以坐在椅子上，稍微低头并转向不疼的一侧。家长站在疼痛侧，一手抵在孩子脖子的最上端，并将其推向不疼的一侧，另一只手握住孩子的手腕向相反方向牵拉，看看孩子的手臂是否出现麻木或放射性疼痛（如图1-6）。

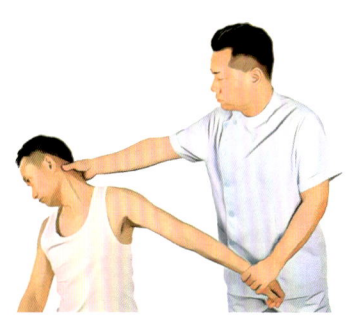

图1-6

● 孩子端坐在椅子上，将头稍向疼痛侧倾斜。家长左手掌心向下平放在孩子的头顶，右手握拳轻轻叩击左手背，使力量向下传递，看看孩子的手臂是否出现麻木或放射性疼痛（如图1-7）。

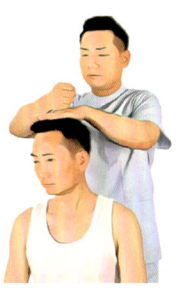

图1-7

● 让孩子的头部稍向后仰，做向左、向右转脖子的动作，看是否出现眩晕（如图1-8）。

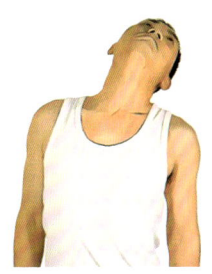

图 1-8

如果没有出现上述现象,那么恭喜你还没有被颈椎病缠上,抓紧预防很关键;如果出现了上述现象之一,那么及时寻求医生的帮助才是最好的选择。

二、测一测青少年是否含胸、驼背

青少年含胸、驼背的体态在日常生活中还是比较容易被发现的。孩子是否含胸、驼背,家长可以测试一下。让孩子靠墙站立,家长用直尺测量孩子肩峰到墙壁之间的距离,如果肩峰与墙的距离大于 2.5 厘米,说明孩子存在含胸、驼背的问题,平常需要有意识地挺胸抬头(如图 1-9)。如果含胸、驼背的不良体态严重,且伴有胸闷气短、背部疼痛等症状,需及时就医。

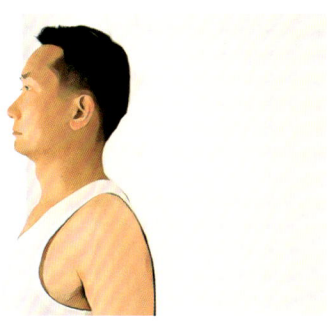

图 1-9

三、测一测青少年的腰椎还正常吗

★孩子靠墙站立,肩部和臀部紧贴墙面,家长可以观察孩子腰曲和墙之间的距离。如果腰曲正常,则两者间的距离在3～5厘米。间隙太大,说明孩子的腰曲过大;间隙太小,说明孩子的腰曲变直了(如图1-10)。

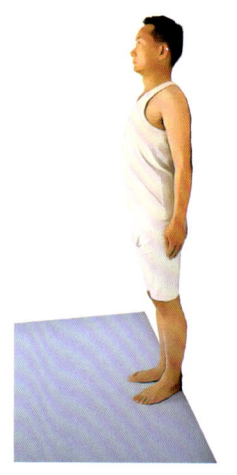

图1-10

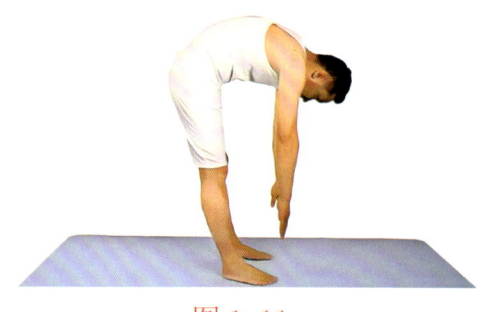

图1-11

★让孩子慢慢向前弯腰,看能否自如地达到80°,如果不能或者弯腰过程中有疼痛,说明腰椎前屈灵活性不足(如图1-11)。

★让孩子双手交叉抱在胸前,身体慢慢向后仰,注意不要挺肚子,不要让髋关节前移超过脚尖,看双肩后移能否超过脚后跟,如果不能或后仰过程中有疼痛,说明腰椎后伸灵活性不足(如图1-12)。

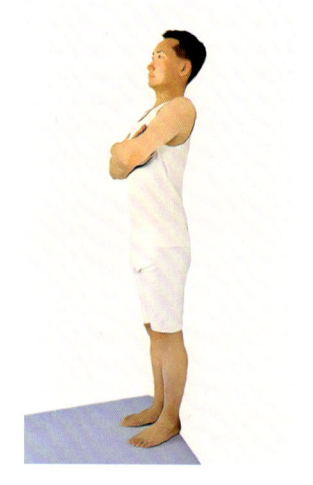

图1-12

★让孩子双手自然下垂，慢慢向左侧弯腰，再慢慢向右侧弯腰，看看两侧手掌是否都能触到膝关节以下，如果任意一侧不能或运动过程中有疼痛，说明腰椎侧屈灵活性不足（如图 1-13）。

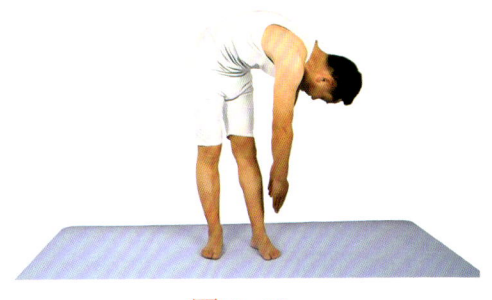

图 1-13

如果在上述运动过程中孩子的腰部疼得厉害，请用接下来的方法检查是否有腰椎间盘突出：

★让孩子仰卧，双腿伸直放在床上，家长帮忙把孩子的一条腿抬高，抬的过程中保持膝盖伸直，如果抬腿小于 70° 时孩子的腰部就出现了疼痛，则可能是腰椎间盘突出（如图 1-14）。

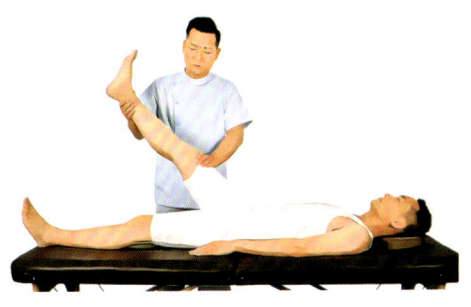

图 1-14

★让孩子挺直腰背，两腿并拢坐在床边，小腿自然下垂，低头，下巴尽量贴近身体。在这个基础上伸直双膝，如果孩子的下肢出现反射性疼痛，则可能是腰椎间盘突出（如图 1-15）。

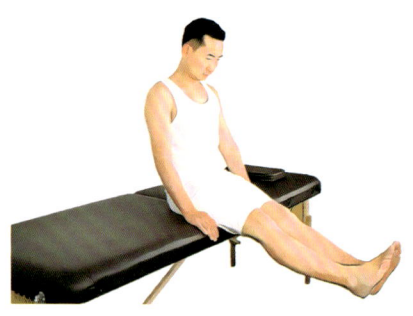

图 1-15

如果孩子出现了上述的腰椎疼痛或腰椎间盘突出等症状（如图 1-16），那么请及时就医。如果没有出现以上活动受限或者疼痛等问题，那么恭喜你，腰还算健康，但要注意改正那些损伤腰椎的不良姿势，别让腰负担太重。

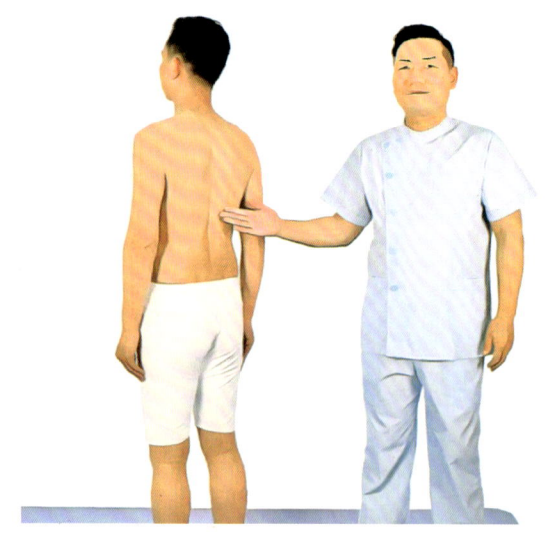

图 1-16

在做脊柱检测时要做脊柱活动范围检查，即进行颈椎、胸椎和腰椎的前屈、后伸、侧屈及旋转活动检查。在一般情况下，颈段可前屈、后伸各 35°～45°，左右侧屈各 45°，旋转 60°～80°（如图 1-17）。神经根型颈椎病患者颈部活动受限比较明显，而椎动脉型颈椎病患者向某一方向活动时可能出现眩晕。腰段在臀部固定的条件下可前屈 75°～90°，后伸 30°，左右侧屈各 30°～35°，旋转 30°～35°（如图 1-18）。脊椎病引起的肢体运动障碍，应按周围神经定位诊断和脊髓损害定位诊断做进一步检查确定。

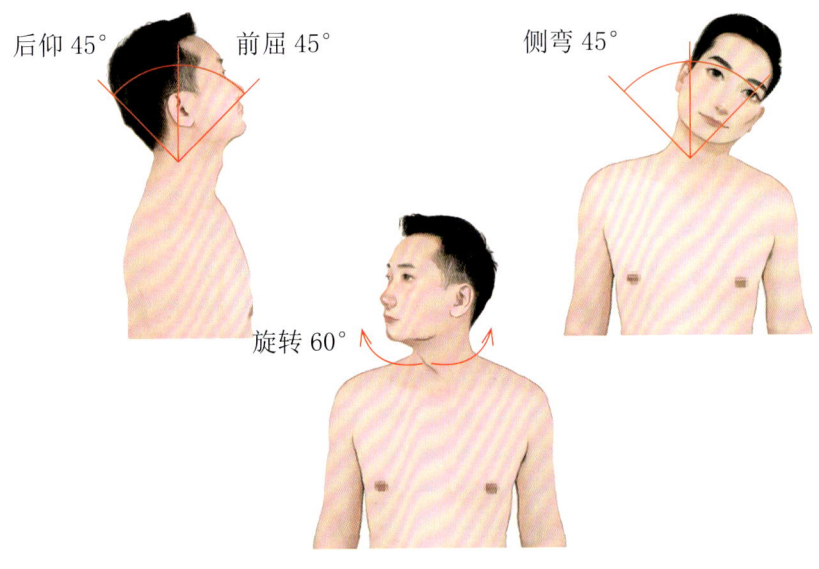

图 1-17 颈椎活动度

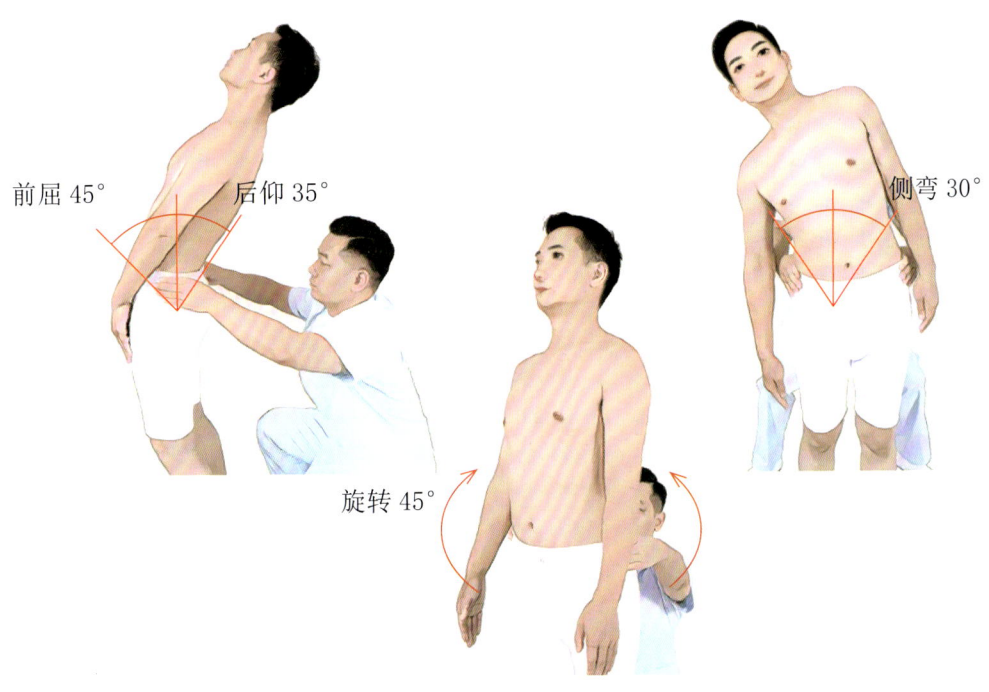

图 1-18 腰椎活动度

四、测一测青少年的脊柱够不够强壮

健康的脊柱不仅形态正常，灵活性好，还需要有一定的力量，才不至于轻易就受到伤害。看看青少年能不能做得了以下几个动作：

双脚分开与肩同宽，双眼平视前方，当听到"开始"的口令后，双臂前平举，肩关节屈曲90°，家长看看此时孩子的身体处于什么姿势，然后让孩子尽最大能力保持这个姿势30秒后，家长再次看看孩子的脊柱形态是否有变化。如果能够很好地保持姿势不动，说明孩子的脊柱力量不错，能在对抗外界压力的情况下，还维持着正确的生理形态（如图1-19）。

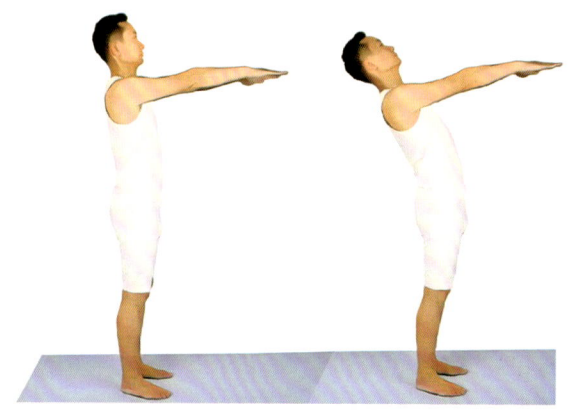

图1-19

屈髋屈膝坐在垫子上，双手交叉抱在胸前，上半身挺直，尽量向后倒，再努力用腹肌的力量维持住，别让自己倒下去，看能否坚持60秒（如图1-20）。

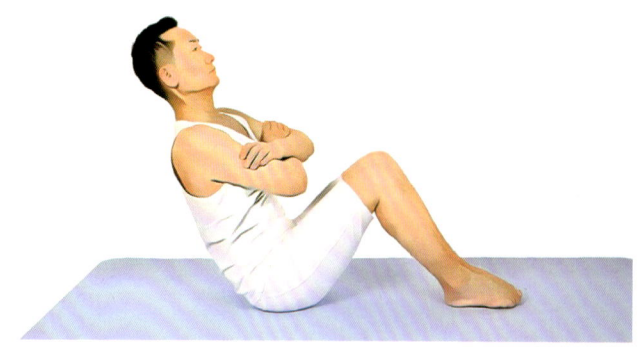

图1-20

趴在床边，腰部以上部分挪出床外，腰背部用力让上半身挺起来，整个身体保持一条直线，看能否坚持 120 秒（如图 1-21）。

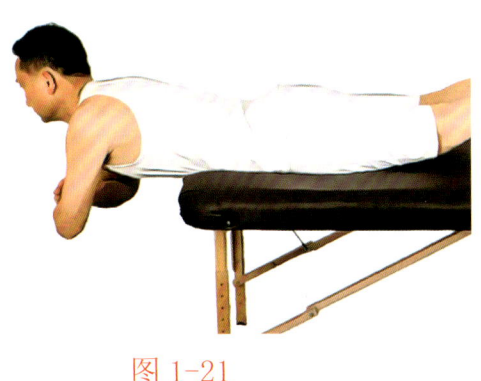

图 1-21

侧躺在垫子上，双脚伸直，一手抱在胸前，另一手手肘撑地，收腹，让身体保持一条斜线，看能否坚持 90 秒（如图 1-22）。

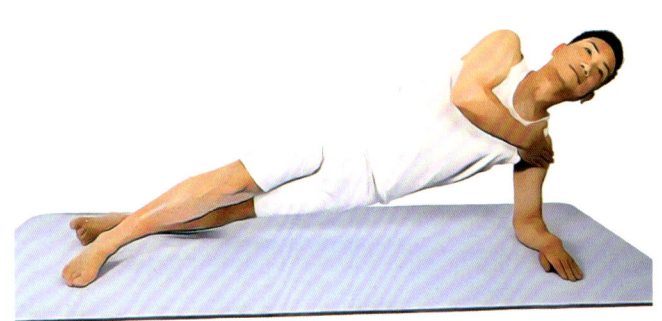

图 1-22

如果这四个动作都能出色完成，那么说明脊柱还是很强壮的。如果有哪个动作做起来稍费力，那也不要着急，多练一练，就会有进步，让脊柱在孩子的努力下变得更健康吧。

第三节 青少年姿势的评定

在评定青少年姿势时，通常采用铅垂线进行观察或测量。通过对姿势的观察，可以获得结构方面的相关信息。姿势评定的方法是从不同的方向观察人体，如从前、后及两侧进行观察。评定的内容为头颈、肩胛骨、脊柱、骨盆、髋关节、膝关节、足，被检查者姿势为充分暴露，光脚自然站立，两眼平视（如图1-23）。

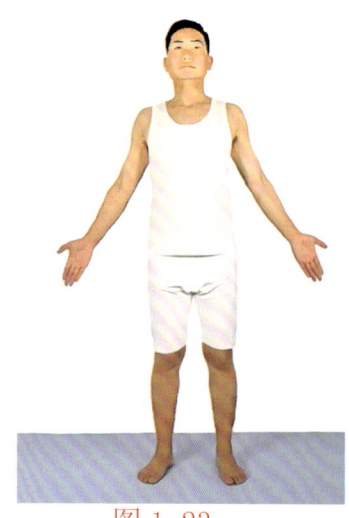

图1-23

医者应检查青少年的前面、后面及侧面（矢状面和冠状面），以便在进行其他检查前全面了解身体构造，可以从头至脚或相反进行（如图1-24）。我们常从脚开始，因为这是重力接触点。有时候，我们容易忽略轻微不对称的现象，但是在联合两三个标志观察时，不对称会更加明显。我们也可从下面的图片中诊察身体两侧不对称处，不对称现象是三种可测量的躯体功能障碍之一，是诊断形体和功能的基本步骤。

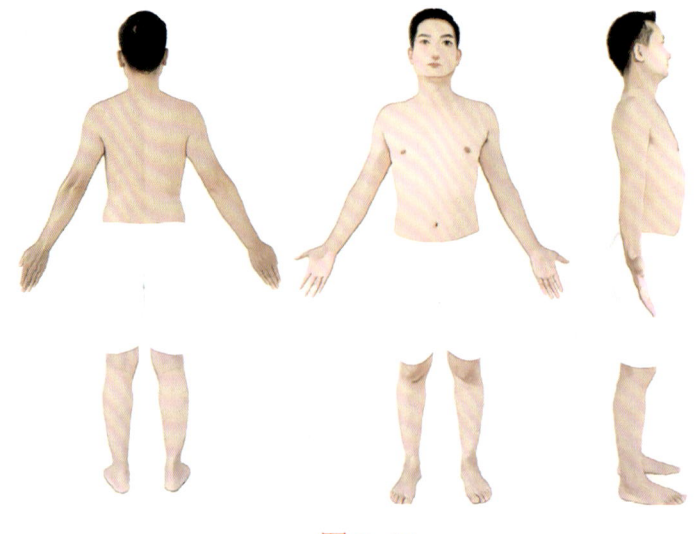

图1-24

一、正常前面观

1. 正常所见

双足内侧弓对称，髌骨位于正前面，双侧腓骨头、髂前上棘在同一高度。肋弓对称，肩峰等高，斜方肌发育对称，肩锁关节、锁骨和胸锁关节等高并对称。头颈立直，咬合正常（如图 1-25）。

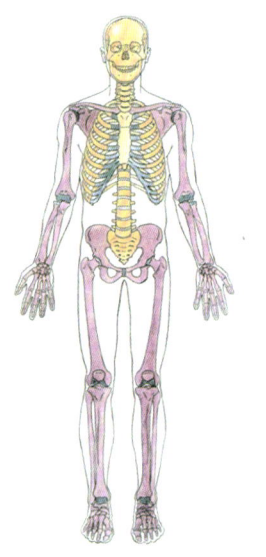

诊断中需要注意的参考点：
1. 正中线
2. 身侧线
3. 脚的位置：
   （1）旋前
   （2）旋后
   （3）胫骨粗隆水平
4. 髌骨水平
5. 髂前上棘：
   （1）水平位：是否在一水平线
   （2）前后位：是否旋转突出
6. 臀部
7. 髂嵴：
   （1）水平
   （2）上部
8. 前臂相对于髂嵴的位置：
   （1）超过
   （2）前后关系
   （3）接近身体
9. 肋弓凸出
10. 胸廓对称或非对称
11. 胸骨角凸出
12. 肩的位置：
    （1）水平或非水平
    （2）前后关系
13. 锁骨胸骨端凸出
14. 胸锁乳突肌突出
15. 耻骨联合方向
16. 脸的对称性
17. 鼻偏离
18. 嘴角
19. 眼睛的水平
20. 眉弓的水平
21. 头部与肩部及身体的位置关系

图 1-25

2. 检查方法与内容

从足部开始观察，有无足内翻、扁平足、足大趾外翻等现象；胫骨有无弯曲，腓骨头、髌骨是否同高，是否有膝关节反张、膝内外翻等现象；手放在双侧髂嵴上观察骨盆是否对称；如果脊柱弯曲，观察肋弓旋转的角度和侧方是否隆起；肩锁和胸锁关节是否等高；头颈有无向前或倾斜等现象。

二、正常后面观

1. 正常所见

正常人跟骨底与跟腱在同一条与地面垂直的线上，双侧内踝在同一高度，胫骨无弯曲，双侧腘窝在同一条水平线上，大粗隆和臀纹同高，双侧骨盆同高，脊柱无侧弯，双侧肩峰、肩胛下角平行，头颈无侧斜或旋转（如图 1-26）。

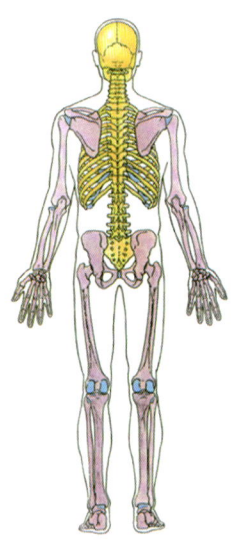

诊断中需要注意的参考点：
1. 正中线
2. 跟腱的直或弯
3. 脚的位置
4. 脊柱与中线的关系：是否弯曲等
5. 骶棘肌的隆凸
6. 小腿的对称性
7. 大腿的对称性
8. 臀部的对称性
9. 身侧线
10. 大转子的水平度
11. 髂后上棘隆起
12. 髂后上棘水平
13. 髂嵴水平（仰卧，俯卧，坐位，站立位）
14. 髂嵴上部丰满度
15. 肩胛骨隆起
16. 肩胛骨及组成结构的位置
17. 指尖和身体的水平位置关系
18. 手臂及相关联的部位
19. 肩水平
20. 颈肩角
21. 耳垂水平
22. 乳突水平
23. 身体的位置与脊中线及垂直线关系
24. 颈后肌群：两侧是否相等或突出
25. 头的位置：侧倾

图 1-26

2. 检查方法（铅垂线通过的标志点）

枕骨粗隆→脊柱棘突→臀裂→双膝关节内侧中心→双踝关节内侧中心。

3. 观察内容

足有无内外翻畸形、扁平足；双侧胫骨是否弯曲；膝关节有无内外翻，双侧腓骨头高度是否一致；双侧股骨大转子是否同高；观察骨盆，双侧髂嵴是否在同一个高度；脊柱有无弯曲；双侧肩胛骨是否与脊柱距离相等，是否同高，是否一侧呈翼状；头颈部是否偏移、旋转或向前。

三、正常侧面观

1. 正常所见

足纵弓正常，膝关节 0°～5° 屈曲，髋关节 0°，骨盆无旋转。正常人脊柱从侧面观察有四个生理弯曲，头、耳和肩峰在同一条与地面垂直的线上（如图 1-27）。

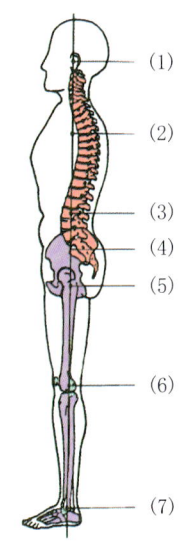

诊断中需要注意的参考点：

1. 侧中线：（1）外耳道
　　　　　（2）肱骨头外侧
　　　　　（3）第三腰椎
　　　　　（4）骶骨第三前孔
　　　　　（5）股骨大转子
　　　　　（6）膝部外侧髁
　　　　　（7）外踝
2. 身体前、后正中线
3. 足：弧度和平整度
4. 膝：屈伸幅度范围
5. 脊柱曲线：看是否正常、增加或减小
　　　　　（1）颈曲：后凹
　　　　　（2）胸曲：后凸
　　　　　（3）腰曲：后凹
　　　　　（4）骶曲：腰骶角
6. 臀：与身体相关位置
7. 腹：突出或平坦
8. 胸骨角
9. 胸部：凸起或平坦
10. 头：与肩部及身体的相关位置

图 1-27

2. 检查方法（铅垂线通过的标志点）

外耳孔→肩峰→大转子→膝关节前面（髌骨后方）→外踝前约 2 厘米。

3. 观察内容

足纵弓是否减少，踝关节有无趾屈挛缩；膝关节是否过伸；注意髂前上棘和髂后上棘的位置关系（若髂前上棘高，提示骨盆后倾或髋骨向后旋转；若髂后上棘高，则提示骨盆前倾或髋骨旋前）；腰椎前突是否增大，腹部有无突出；腰椎弯曲是否增大，躯干是否向前或向后弯曲，背部是否变圆、变平或驼背，头是否向前伸。

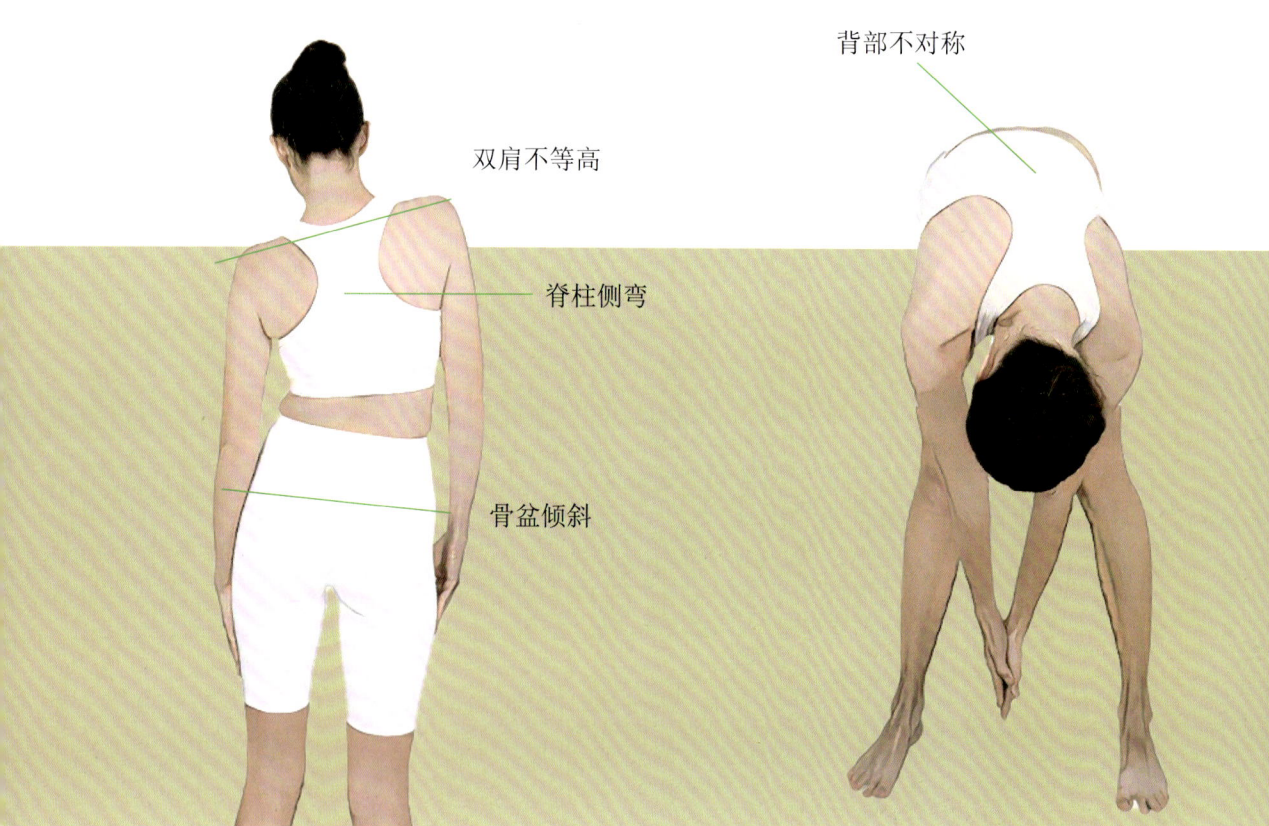

第二章
青少年常见的脊柱健康问题

第一节　头前伸

一、什么是头前伸

在自然放松站立的时候，从侧面看，外耳孔和肩峰应该是在一条垂直地面的直线上。而一个完美的站姿，除了上面两个骨性标志物外，股骨大转子、胫骨外侧的结节、膝关节前面（髌骨后方）、外踝前2厘米也应该在这条力线上（如图2-1）。

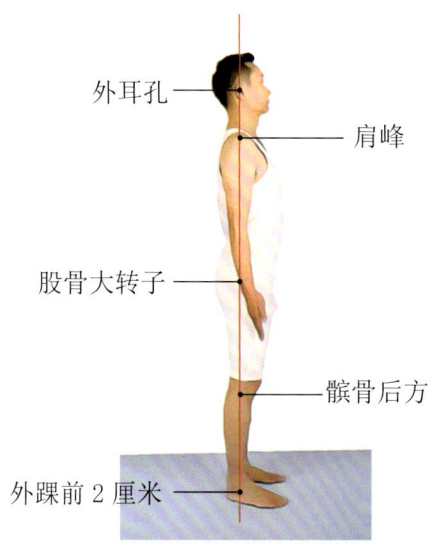

图 2-1

如果我们从侧面观察，发现外耳孔移动到了肩峰的前面，那就说明存在头前伸的异常体态（如图2-2）。

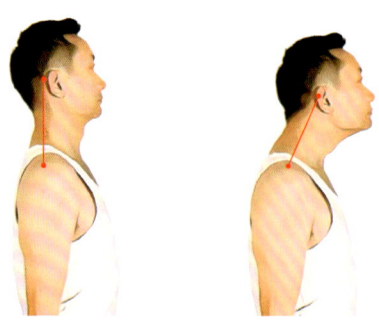

图 2-2

现在很多青少年由于长期伏案学习或低头玩手机，会出现头前伸的异常体态。这是因为长时间的异常姿势导致肌肉失衡而造成的，可能引起颈肩部的疼痛和不适，严重的会导致脊柱结构发生改变，出现颈椎曲度变直甚至反弓。

正常的颈椎生理曲度以寰椎的上缘线与 T1 的下缘线夹角为 63°（或在半径 17 厘米的弧内）左右为宜，这样的角度给头颅最合理的支撑。现代人的颈椎健康问题越来越严重，引发颈椎变直的主要原因是长时间低头或仰卧位枕头过高。头部前屈位可引起项韧带松弛和前纵韧带紧张，最终导致颈椎椎体后移位，整体表现为颈椎变直甚至反张，这样的曲度是很多青少年感到颈肩疼痛、酸困的原因。颈曲的消失是颈椎病的早期表现，最好把颈椎病消灭在萌芽状态，也就是把颈曲恢复好。

二、头前伸的形成原因

当长时间伏案工作、玩手机时，青少年会习惯性将头往前、往下看，加上不良的坐姿、站姿，就导致颈部相关的肌肉开始失衡，出现头前伸的现象。头前伸的青少年往往形成圆肩、驼背等不良体态，也就是上交叉综合征。这些主要都是肌肉力量不平衡引起的，也就是身体前方的肌肉过于紧张导致肌肉缩短，身体后方的肌肉被拉长导致肌力不足。

三、头前伸的危害

头部位置对机体健康影响较大，正常人的头部自正面或侧面观察时，均应处于躯干中央位置。若发生头前伸症状，它会在外观上影响青少年的体态美观和气质，同时长期的脖子前倾更容易导致肌肉劳损、椎间盘病变、驼背，可能造成疼痛、颈椎活动受限、颈椎退行性变和脑供血不足等危害，严重影响青少年的健康，所以需要青少年重视起来，及时矫正或预防。

1. 影响美观

当头部前伸、脖子向前拉长时，颈部会新陈代谢不好，导致脖子粗，颈椎大包隆起。长期的脖子前倾更容易导致含胸驼背，严重影响青少年的体态美观和气质状态。

2. 产生疼痛

长期头前引会对枕颈部肌肉造成一定程度的牵拉，导致局部软组织充血、水肿、痉挛，甚至出现纤维化，青少年会产生急性疼痛表现，若未及时治疗，会转为慢性疼痛，并逐渐波及双侧肩胛区与背部上方。

3. 颈椎活动受限

头前引时会牵拉颈椎肌肉组织，肌肉、韧带在疲劳状态下会增加颈椎小关节压力，导致韧带拉伤并影响青少年颈椎运动功能，如两侧旋转，头前屈、后伸等，造成颈椎活动受限。

4. 颈椎退行性变

正常人群的颈椎曲度为向前的状态，而长期头前伸可能造成颈椎曲度变直反弓，颈椎每前伸 2.5 厘米，会给颈部肌肉和韧带增加 4.5 千克的额外重量。随着时间的推移，会引起慢性肌肉劳损，颈部椎间盘受力不平衡而退变，出现椎管狭窄、椎间盘突出等继发性损害。

5. 脑供血不足

随着颈椎前倾，颅骨底部和颈椎顶部的神经因受到区域变窄和挤压而压力增加。尤其是女性，颅骨底部和颈椎顶部的空间会比男性狭窄，更容易出现头痛。头前伸严重的青少年，局部血管狭窄影响供血，可引发脑供血不足，进而出现头痛、头晕、眼花、耳鸣、心慌、心悸、视物不良等脑供血不足的症状。

6. 肺容量减少

头部前倾姿势会通过影响呼吸，导致氧含量下降，肺容量减少，出现呼吸不顺畅、身体氧含量下降等问题。

四、头前伸的家庭保健推拿

如果青少年的头前伸只是颈肩部肌肉力量不平衡导致的体态问题,没有颈椎、胸椎等关节错位的问题(如有脊柱关节错位、严重疼痛等问题,请及时就医治疗,寻求专科医生的指导和帮助),处理起来就比较容易。我们可通过纠正错误的生活姿势,进行家庭保健推拿和康复训练,就可以得到很好的改善。家庭保健推拿手法如下:

孩子采取仰卧位,家长以掌跟或四指并拢按揉放松胸大肌、胸小肌,然后将食指、中指、无名指放在腋窝位置,拇指放在胸大肌肌腹位置,两者像钳子一样把肌肉钳起来(如图2-3),注意抓的肌肉要多一些,不然会捏得疼。抓实后,保持即可,30秒左右或感到胸大肌放松下来即可。

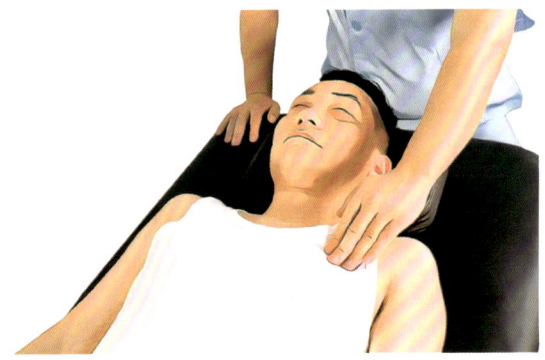

图 2-3

孩子采取俯卧位,家长以拇指或掌跟推揉孩子的项枕部、颈肩部肌肉软组织5~10分钟(如图2-4),以肌肉松软、发热为佳。

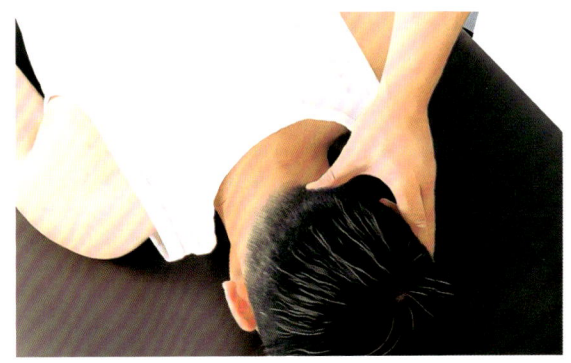

图 2-4

五、头前伸的康复训练

在通过家庭保健推拿后,我们还可以进行康复训练来改善青少年头前伸的不良体态,以达到更好的效果。头前伸的康复训练原则是放松紧张收缩的肌肉和强化拉长薄弱的肌肉。具体训练动作如下:

1. 胸部肌肉拉伸

找一个门框或墙壁拐角,用右手扶住门框,手臂弯曲为90°,右脚向前走一小步,然后身体前倾,胸部肌肉有拉伸感(如图2-5),保持30秒,再换边进行。重复3组。

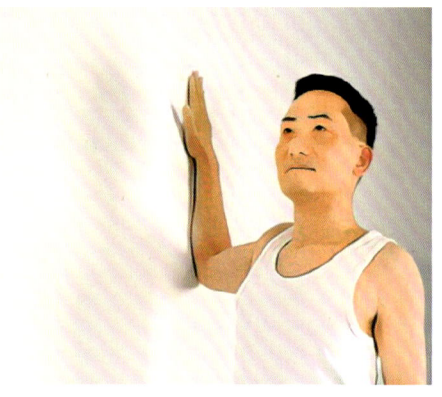

图2-5

2. 胸锁乳突肌拉伸

把手绕过头顶摸对侧耳朵,将头缓慢往同侧侧屈至最大极限后,抬起下巴,头向同侧回旋,直到感觉颈部另一侧前方的肌肉拉长,保持30秒(如图2-6)。

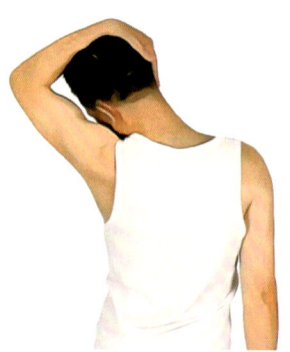

图2-6

3. 斜角肌拉伸

处于坐位或站立位，将右手扶在头的左部，然后用手带动头颈轻轻拉伸，如果感到肩膀在向前滑动，就把左手背在身后，手掌朝外，保持 30 秒，再换边进行。重复 3 组（如图 2-7）。

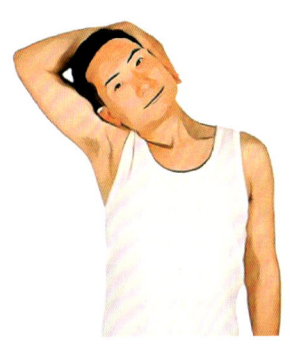

图 2-7

4. 头夹肌、颈夹肌拉伸

处于坐位或站立位，两手交叉，放于头后，然后头向下，使下巴贴近胸部，但手不要用力，保持 30 秒，头缓缓回到起始位。重复 3 次以上（如图 2-8）。

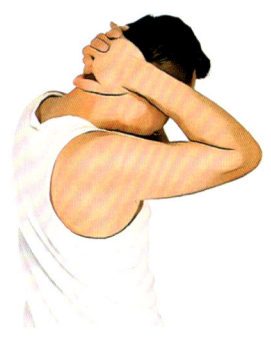

图 2-8

5. 颈深屈肌力量训练

坐在椅子或凳子上,平视前方,并完全放松。此时,头部会自然前倾,缓慢且平稳地向后移动头部,直到不能再向后为止(如图2-9)。需注意在做这个动作时,保持平视前方,不要将下巴翘起,不要让头部向后倾斜,也不要向上看。

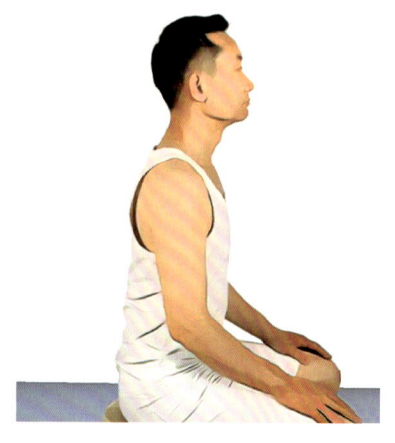

图 2-9

六、头前伸的预防

头前伸的预防主要是针对病因进行,通过改变日常不良姿势,加强颈部肌肉锻炼,积极治疗原发病,避免头颈部外伤等措施,可有效减少该病的发生。

1. 避免长时间低头

长期低头易造成颈后部肌肉、韧带组织劳损,屈颈状态下椎间盘的内压高于正常体位。因此要定期改变头颈部体位,当头颈向某一方向转动过久之后,应向反方向运动,并在短时间内重复数次。这样既有利于颈部保健,又有利于消除疲劳。定期远视,待眼部疲劳消除后再学习和工作,对眼睛和颈椎均有必要。调整桌椅的高度和倾斜度,如桌子过高或过低都会使颈部仰伸或屈曲,均不利于颈椎的内外协调。长期伏案的青少年应开展课间操活动,使处于疲劳状态的颈椎定时获得内外协调。

2. 睡眠时选用合适的枕头

睡觉时不可俯着睡，枕头不可过高、过低或过硬。枕头中央应略凹进，颈部应充分接触枕头并保持略后仰，不要悬空。习惯侧卧位者，应使枕头与肩同高，防止不正确的睡眠姿势导致颈椎问题发生或加重。

3. 避免头颈部外伤

青少年在体育锻炼、日常工作、交通活动中易遭受颈部外伤，应做好自我防护。早期颈部外伤的青少年若有椎旁肌压痛，或X线片显示椎体前有阴影时，要引起高度重视，积极治疗。

4. 加强颈部肌肉力量锻炼

适当增加运动，可以加强颈部肌肉力量锻炼，做颈部康复训练（参考上述头前伸的康复训练），以保持颈椎的正常生理曲度。

第二节 颈源性头痛

一、什么是青少年颈源性头痛

头痛是青少年常见的健康问题之一，会严重影响青少年的学习和生活，长期头痛甚至会导致青少年产生暴躁、抑郁等心理问题。然而，青少年头痛中最常见的颈源性头痛却长期被忽视，导致青少年头痛反复难愈。颈源性头痛是指由颈椎及颈部软组织的器质性或功能性病损所引起的，以慢性、单侧头部疼痛为主要表现的综合征。常表现为侧头痛、前额痛、头枕部疼痛，疼痛性质是一种牵涉痛。

二、颈源性头痛形成原因

人体的头颈部异常灵活，可做前屈、后伸、左右侧屈、左右旋转的三维自由运动。然而，异常的灵活性也导致颈部肌肉极易失去平衡，出现肌张力异常。青少年长期低头学习会加重颈部肌肉的疲劳，导致其持续高张状态，进而累及颈部血管、神经（枕大神经、枕小神经等），对其产生机械性压迫和化学性刺激，诱发颈源性头痛。颈部斜方肌的高张力状态常引起颈后外侧持续疼痛，伴随同侧颞区（太阳穴周围）头痛，有时还会影响到下颌角；胸锁乳突肌的高张力状态诱发的疼痛区域包含面颊区、颞区和前额区（眼眶为主）。

长期的不良读写姿势会导致青少年颈椎小关节紊乱，颈椎小关节的紊乱会刺激交感神经，引发头部血管舒缩功能障碍，进而诱发头痛，尤其是神经性头痛。第二~第四颈椎小关节紊乱可引起单侧或双侧的偏头痛或后枕痛。颈椎关节紊乱也会导致前额、眼眶区的疼痛。

三、颈源性头痛的常见症状

头痛日久会导致青少年难以集中注意力，甚至产生烦躁、抑郁等心理问题。青少年头痛是否为颈源性头痛，是否需要就诊，以下这些症状需要家长一起关注：

★颈源性头痛常为单侧或双侧的放射性疼痛，常见于枕部、枕下部、前额、眼眶等部位。枕部或枕下部常有明显的压痛点。

★颈源性头痛常表现为刺痛、钝痛；血管性头痛多呈跳痛或灼痛；神经性头痛多伴有胀、麻的疼痛。

★并发症有头晕、头昏、记忆力减退等。

如出现以下症状，严重影响学习和生活，须及时就医治疗。

★头痛，且合并有颈肩部板滞、僵硬、牵拉感。

★颈肩部左右两侧肌肉呈现明显不对称，伴有触压痛。

★头颈部运动受限，表现为前屈、后伸、左右侧屈、左右旋转运动受限或不对称。

四、颈源性头痛的家庭保健推拿

推拿、热敷等对颈源性头痛及其诱发的头晕、记忆力减退等并发症具有较好的疗效。在家庭生活中，家长可以为孩子做一些简单的家庭推拿治疗。具体手法如下：

★孩子采取俯卧位，家长用拇指按揉其颈肩部、项枕部 3～5 分钟。然后，再按揉痛点（中医称之为"阿是穴"），家长用拇指和食指的指腹按揉孩子的头枕部，寻找压痛点，找到后轻轻地按揉 2～3 分钟，力度要轻柔缓和，以孩子可以接受的程度为准。

★孩子采取仰卧位，家长将双手拇指指腹放在其前额正中两侧，其余四指附在头部两侧，双拇指适当用力沿前额分推至两侧 1～2 分钟。然后，家长将双手手掌放在孩子头部两侧，双手同时用力做对按揉动 1～2 分钟。最后，再梳推头部，家长双手呈爪状，放在孩子同侧眉部上方，适当用力从前额梳推至头后部，连续做 10～15 次。

★用热水袋或热毛巾在孩子颈肩部热敷 15～20 分钟。

五、颈源性头痛的康复训练

重视颈源性头痛关系到青少年的健康成长，要掌握科学防治青少年颈源性头痛的方法。下面介绍几种适用于预防青少年颈源性头痛的康复训练方法。

1. 颈、胸椎伸展运动

青少年正坐于椅子上，挺直胸背，目视前方，下颌微收；膝关节屈曲 90°，双脚平放于地面；肘关节屈曲 90°，双掌置于桌面下，掌心向上。双掌向桌面施加轻微压力，同时背部和颈部向上伸展，骨盆略向前（臀部向前趋势），保持 30 秒。一组 1 次，每天 2～3 组（如图 2-10）。

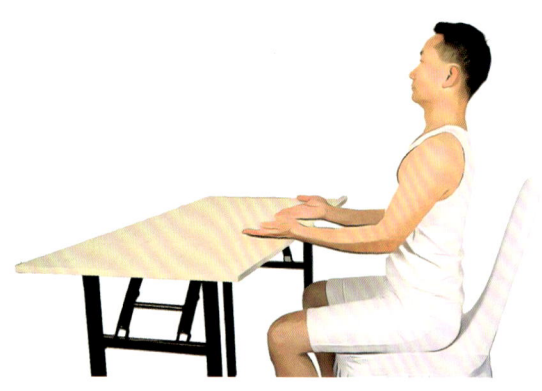

图 2-10

2. 颈部拉伸运动

青少年正坐于椅子上，挺直胸背，目视前方，下颌微收。右侧手拉住座椅边缘以固定肩部，左手置于头顶右侧。左手带动头颈向左侧屈至最大幅度，至右侧肩颈部有明显的拉伸感，保持20～30秒。左右各1次为1组，每天2～3组（如图2-11）。

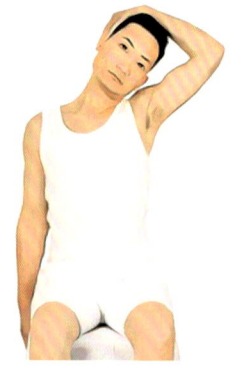

图 2-11

3. 双臂后撑运动

青少年采取站立位，双足与肩同宽。双手置于背后，十指交叉，掌心向上，双臂伸直并向后牵伸，至前胸部有牵拉感。双臂向后牵伸至最大幅度，再慢慢向上至两侧肩胛骨间有强烈收紧感,保持5～10秒,然后放松。一组做3次,每天2～3组(如图2-12)。

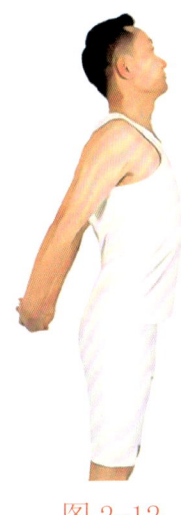

图2-12

4. 肩背扩张运动

青少年采取站立位,双足与肩同宽。双臂抬起,掌心向下,肘部弯曲,与肩同高。双臂向后,使两侧肩胛骨最大限度靠拢,保持5～10秒,然后放松。一组做15次,每天2～3组(如图2-13)。

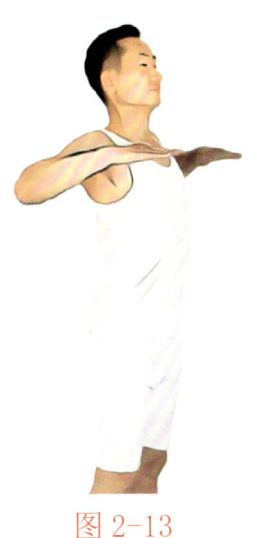

图2-13

六、颈源性头痛的预防

在临床中针对颈源性头痛的治疗,关键在于预防和延缓症状加重,同时要改善不良的学习与生活习惯,通过进行相应的功能锻炼来预防颈椎问题的发生。对于颈源性头痛的预防,主要包括以下几方面:

1. 注意局部保暖,防止受风着凉,可配合热敷

注意颈肩保暖,预防风寒邪湿侵袭肩颈部。在秋冬季节,不要忽略颈肩保暖,建议不要穿领口太低的衣服,如果脖子周围有寒凉的感觉,最好戴一条围巾保护颈椎,这样也不易落下颈椎病。在夏季,空调温度不能太低,同时要注意夜间睡眠时颈肩部受凉。必要时配合热疗,如中药热敷、红外线理疗或热水浴等均可减轻疼痛,有助于颈源性头痛的缓解。

2. 保持正确的学习和生活姿势,适度锻炼肩颈部

避免颈部不正常体位,防止颈部肌肉的持续静力性收缩。颈椎病的主要诱因是姿势不正确,良好的姿势能减少劳累,避免损伤。最佳的伏案工作姿势是颈部保持直立,微微前倾,不要扭转、倾斜;避免长时间久坐,学习时间超过1小时,应该休息几分钟,做一些颈部运动或按摩;头不宜靠在床头或沙发扶手上看书、看电视。

可采用运动舒缓法来锻炼肩颈部,每次锻炼可能会有局部酸胀和轻微疼痛感,但不宜引起剧烈疼痛,被动运动切忌使用暴力强制进行,以免引起局部损伤。必须每日坚持锻炼,持之以恒,才能取得良好效果,可以参考本节的康复训练方法。

3. 睡眠时选用合适的枕头

睡觉时不可俯睡,枕头不可以过高、过低或过硬。枕头中央应略凹进,颈部应充分接触枕头并保持略后仰,不要悬空;习惯侧卧位者,应使枕头与肩同高,防止不正确的睡眠姿势导致颈椎问题的发生或加重。

4. 保持积极乐观的心态，适当运动

对颈椎问题带来的焦虑抑郁情绪，应及时进行心理疏导和自我调节，保持积极乐观的心态。千万不要一闲下来就躺着、坐着，要适当活动，身体的舒展有利于血液流通，运动前要热身，注意运动强度。保持良好的心态，不要使情绪过度紧张和焦虑，就能够预防脑供血不足，避免引起颈源性头痛。

5. 日常生活中注意避免颈部损伤

颈部的损伤会诱发颈椎病，除了要注意姿势以外，乘坐交通工具时，遇到急刹车，头部向前冲去，会发生"挥鞭样"损伤。因此，要注意保护自己，不要在车上打瞌睡，可适当地扭转身体，侧面向前；在体育比赛时还要避免颈椎损伤；当颈椎病急性发作时，要减少颈椎活动，尤其要避免快速转头，必要时用颈托保护。

6. 积极预防颈部问题，将颈椎病扼杀在摇篮中

要重视颈椎病的早期症状，如果有脖子不舒服、手指发麻等状况，要及早就医，防止疾病进一步发展。同时要预防感染，积极治疗颈部感染和其他颈部疾病。

第三节　高低肩

一、什么是高低肩

高低肩主要表现为两侧肩膀不在同一水平线上（如图2-14）。肩颈除了承担着我们关节活动的生理功能，还和一个人的体态、气质密不可分。青少年由于长时间学习姿势固定，缺乏锻炼，再加上不良的生活习惯，高低肩的出现越来越普遍。

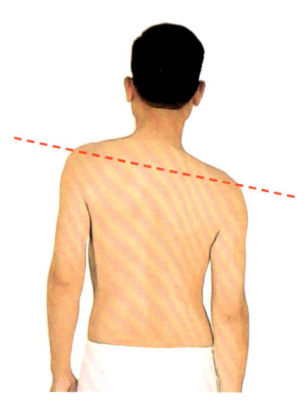

图 2-14

二、高低肩的形成原因

1. 不良的生活习惯

长时间左侧卧或右侧卧，总把头偏向一侧，习惯用单肩背包，长时间歪头写字，用电脑和鼠标时身体歪向一侧等，都会引起高低肩。

2. 肌力不平衡

肩部活动由菱形肌、斜方肌和肩胛提肌等肌肉控制，一旦肌力不平衡，势必引起高低肩，其主要症状是肩膀一高一低，偏高一侧肩胛提肌比较紧张。如果肌肉长期处于紧张状态，会引起颈椎周围软组织发生无菌性炎症，韧带退变，甚至会出现退行性变化。随着病情发展会引起功能障碍，导致颈椎生理曲度变直，严重时会压迫颈椎间的血管和神经，从而引起侧颈肩部出现酸胀、麻痛等症状。

3. 脊柱变形

脊柱侧弯是引起脊柱变形的主要原因，脊柱变形可导致高低肩。此类患者的脊柱偏向一侧，常常伴有脊柱弯曲和胸廓旋转，从正面看两边肩膀不在同一水平线上。脊柱侧弯通常发生在胸椎段，胸椎段出现异常弯曲和旋转会使得胸廓活动变得狭窄，肺扩张受到限制，从而影响心肺功能。脊柱侧弯也可能发生在腰椎和骨盆部，出现腰椎侧弯和骨盆旋移综合征等。另外，严重的脊柱侧弯会导致椎体发生退行性变化,椎管和椎孔变得狭窄,导致椎间盘突出,同时脊椎和神经会受到压迫,最终引起肢体麻木、四肢无力以及头晕等现象。

4. 先天性因素

先天性高低肩属于先天性畸形,肩胛骨在比较高的位置,健康侧的肩关节低于患侧,患侧活动受到限制,常常伴有肋骨、胸椎和颈椎畸形。遇到这种情况应及时就医,早期治疗以手术为主,同时指导患者做肩部功能康复训练。

三、高低肩的检测

1. 直立检查

青少年采取自然站立姿势,双足与肩同宽,双目平视,双肩放松,两臂自然下垂。从后面观察,看青少年的肩部是否在同一水平线,耳垂是否在同一水平线,肩部到耳朵的距离是否一样,肩胛骨下缘是否在同一水平线;从前面观察,看青少年两侧斜方肌是否对称,锁骨是否在同一水平线等(如图2-15)。

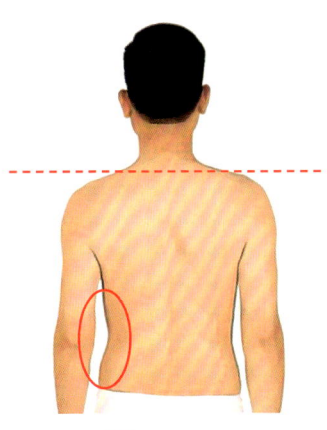

图 2-15

2. 弯腰检查

青少年两脚脚跟并拢，双腿伸直，双手合一，躯干前屈90°，从上至下观察脊背部两侧是否高低不平。正常脊柱是在一条直线上，躯干两侧对称，如果脊柱不在一条直线上，后背左右不平，躯干两侧不对称，可能是脊柱侧弯，需进一步检测脊柱和骨盆（如图2-16）。

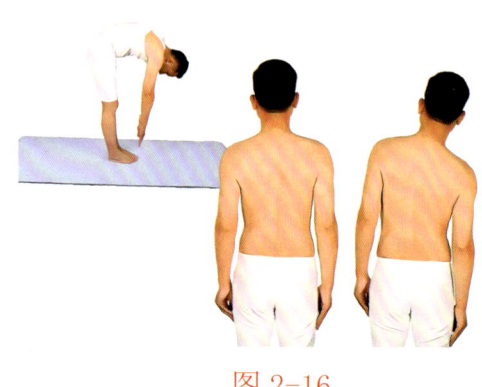

图 2-16

四、高低肩的危害

1. 影响人体的形态美观和气质

高低肩会影响人们的体态美和气质，不管穿什么样的衣服，都显得不正式或吊儿郎当。

2. 肩颈部疼痛

高低肩会导致肩部相关肌肉过度紧绷，脊柱侧弯引起的脊柱变形等会导致颈椎侧弯更严重，所以颈肩部易发生慢性疼痛。

3. 引起慢性头痛

当肩颈部位疼痛恶化时，疼痛会蔓延到头部，从而引起慢性头痛。

4. 颈椎退化

高低肩问题及长期不正确的姿势，都会使颈椎承受过重的负荷，从而引起颈椎部位退化，严重时会形成骨刺。

5. 腰痛和长短腿

高低肩会使骨盆移位，打破腰部肌力平衡性，从而引起腰部疼痛。另外，骨盆移位也会使骨盆旋移，导致腿长发生变化，出现长短腿的现象。

五、高低肩的矫正

高低肩主要分为两种情况：一种是由于不正确的肩部发力姿势和方式引起的；另一种是由于脊柱侧弯、骨盆旋移引起的，其实质是脊柱侧弯畸形。

第一种高低肩形成的主要原因：经常用同一侧的肩膀挎背包、书包，或肩扛、手提重物，使一侧肩关节周围的软组织长时间处于紧张状态，久而久之，则使肩部下肌群紧缩，上臂肌群拉长而成斜肩，从而导致两肩高低不一。矫正的方法是对肩部两边的肌肉、筋膜等软组织进行推拿按摩，使痉挛的肌肉松弛，然后通过拉伸来矫正高低肩，再辅之以康复训练，即可达到矫正的效果。具体手法如下：

1. 肩部的按揉放松手法

孩子采取坐位，家长用大拇指按揉其肩颈部位，用掌根和指腹交替按揉肩部的前、后及外侧，使肌肉松弛，以缓解肩颈部疲劳（如图 2-17）。

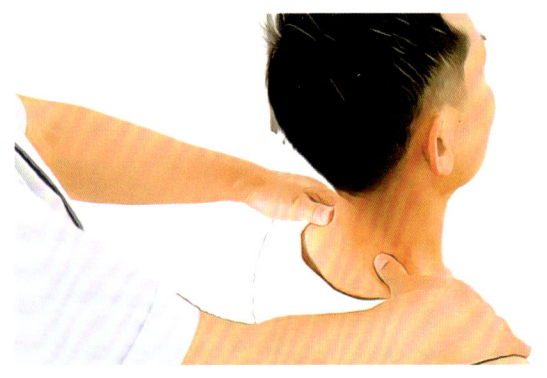

图 2-17

2. 高侧肩部矫正手法

孩子俯卧，高侧手置于后背，家长立于孩子高侧肩部的一侧，一手从孩子腋下穿过，手掌抵住高侧肩胛下角，另一手掌抵住肩关节，双手合力同时往前或往后下方打圈推揉，若是后侧肌肉紧缩，则重点往前下方打圈推揉，若是前侧肌肉紧缩，则重点往后下方打圈推揉，可反复操作 5～8 遍，直至高侧肩部上推至正位（如图 2-18）。

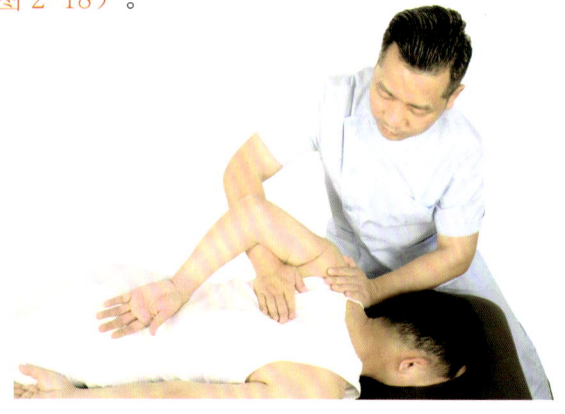

图 2-18

3. 低侧肩部矫正手法

孩子俯卧，低侧肩部的一侧手置于后背，家长立于孩子低侧肩部的一侧，一手从青少年腋下穿过，手掌抵住低侧肩胛下角，另一手掌推住肩关节，双手合力同时往前或往后上方打圈推揉，若是后侧肌肉紧缩，则重点往前上方打圈推揉，若是前侧肌肉紧缩，则重点往后上方打圈推揉，可反复操作 5～8 遍，直至低侧肩部上推至正位（如图 2-19）。

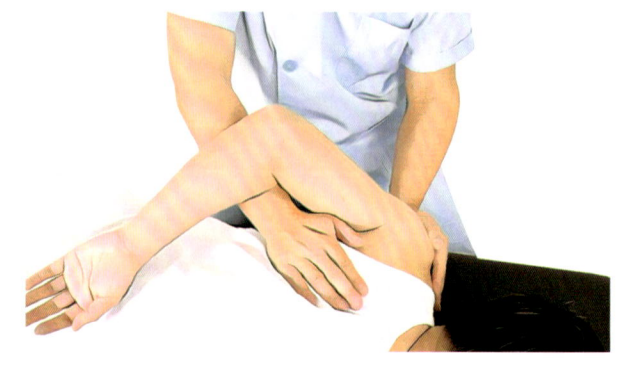

图 2-19

第二种高低肩形成的主要原因是脊椎侧弯和骨盆旋移导致的,如是这种情况的高低肩,需及时就医治疗,寻求专科医生的指导和帮助。

六、高低肩的康复训练

高低肩的康复训练动作速度不宜太快太猛,要持之以恒,在练习过程中可休息,并根据情况逐渐增加运动量,从而取得康复佳效,具体的康复训练方法如下:

1. 提肩运动

青少年采取站立位,双足与肩同宽,配合呼吸做提肩胛骨及放松的动作。首先双肩向上提,吸气,持续一分钟,然后放松,呼气,每组可以做20～30个,每天3组(如图2-20)。

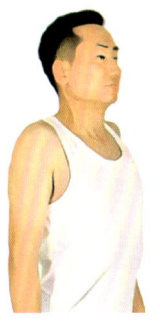

图2-20

2. 耸肩运动

青少年采取站立位,双足与肩同宽,双肩缓慢向前向上耸,吸气,然后向下向后放松下来,呼气,做10～15个;之后相反向后向上耸肩,吸气,然后向下向前放松下来,呼气,做10～15个。以上动作每组10～15个,每天3组(如图2-21)。

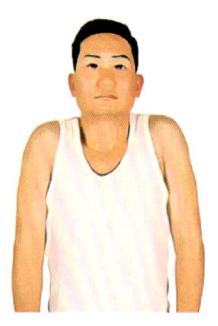

图 2-21

3. 单侧耸肩

青少年采取站立位,双足与肩同宽,上体直立,低肩侧手持哑铃或重物做单臂耸肩,另一侧手叉腰。以上动作每组做 10～15 个,每天 3 组(如图 2-22)。

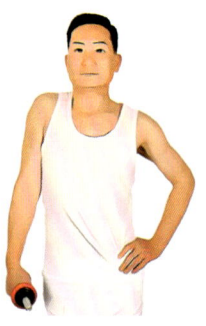

图 2-22

4. 单侧推举

青少年采取站立位,双足与肩同宽,上体直立,低肩侧手持哑铃或重物做单臂肩上推举,另一侧手叉腰。以上动作每组做 10～15 个,每天 3 组(如图 2-23)。

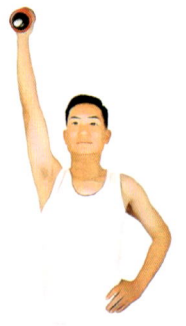

图 2-23

5. 双臂侧平举

青少年采取站立位，双足与肩同宽，上体直立。两手持哑铃下垂于体侧，然后吸气，同时两臂做侧平上举，然后呼气放下还原。以上动作每组做10～15次，每天3组（如图2-24）。

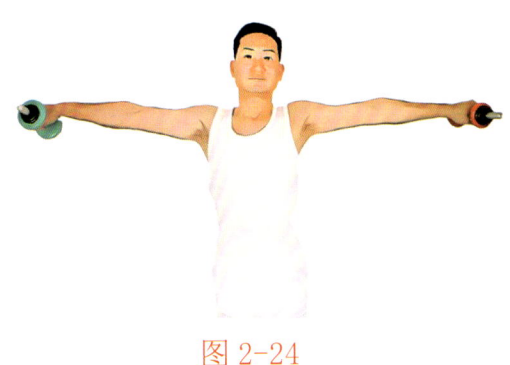

图 2-24

七、高低肩的预防

在日常生活、学习中要注意两肩经常交换使用，纠正坐、立、走等不良的身体姿势和生活习惯，就可有效地预防高低肩，保持良好的肩部形态。具体预防措施如下：

1. 避免不良的学习、生活习惯

平时要端正坐姿，不要斜坐。这样可以保证两肩肌肉同时松劲，养成良好的习惯，同时要避免休息时趴在桌子上睡。

2. 端正走姿，减少经常单肩背重包、单手提重物

在走路时，一定要仰头挺胸，端正走姿，略抬高较低的那个肩；减少以单肩背重包、单手提重物及以长期一侧肩膀和手臂发力的情况，避免出现两肩不平衡。

3. 放下二郎腿，减少穿高跟鞋

长期跷二郎腿和穿高跟鞋的危害有很多，其中长期跷二郎腿会导致骨盆和脊柱的左右失去平衡，穿高跟鞋会导致脊柱的前后失去平衡，出现脊柱变形，从而产生高低肩、骨盆倾斜、腰背部酸痛等症状。

4. 保持正确的睡觉姿势

这是大家容易忽略的一个问题，在人体正常生理曲线图中，臀部、背后脊柱和后枕部并不在一条直线上，经常侧睡容易造成脊柱侧弯，导致高低肩、长短腿等。严重的还会造成被压迫的一边身体麻木僵直，颈部、腰部神经疼痛等。对于喜欢在床上看书、用手机的青少年，要注意避免侧躺和用一侧手肘撑起身子这类姿势。

第四节 圆肩（含胸）、驼背

一、什么是圆肩（含胸）、驼背

圆肩是指肩部内旋，即肩胛骨前伸、肱骨内旋的一种体态问题，在正常情况下，肩胛骨距离脊柱的距离是 7～9 厘米。如果肩胛骨距离脊柱的距离相对过大，就是肩胛骨前伸。肱骨头的内旋必定带动整个上肢的内旋，这就是圆肩，也称含胸（如图 2-25）。

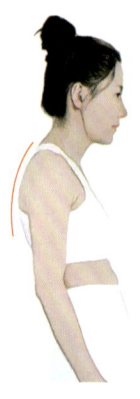

图 2-25

驼背是指胸椎曲度增大，向后隆起，背部呈弧形的一种体态问题（如图 2-26）。驼背的表现是脊柱出现了不正常的过度后突弧线，常发生于胸椎、颈椎和骶骨。胸椎一般会向后隆起并形成一个轻度的后突角度，一般来说，这个角度范围是 20°～50°。如果角度过大，就属于明显的驼背。

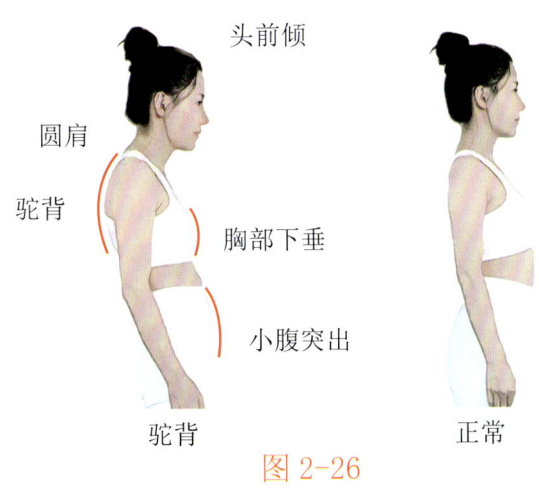

图 2-26

当出现驼背的体态时，两个肩胛骨会出现向前伸，而前伸的肩胛骨会推动肱骨头向前转动造成圆肩。因此，圆肩、驼背通常会同时出现，一般还伴有头前伸、颈前引等问题，又称为"上交叉综合征"。

二、圆肩、驼背的形成原因

圆肩、驼背的形成原因包括先天畸形和后天习惯两种，后者是长期姿势不正确、肌肉力量不平衡或肌肉萎缩等因素所致，需要根据不同的形成原因进行针对性矫治。

1. 脊柱病变

主要是由于遗传、退行性病变、炎症刺激等因素，导致脊柱受损，从而出现含胸驼背的异常体态，常见于脊柱侧弯、强直性脊柱炎、椎体压缩等。由于上述情况属于骨性结构异常，故单纯通过手法矫正和功能锻炼并不能起到矫正作用，因此，建议进行全脊柱正位片和侧位片检查，确定病变部位（如图 2-27），遵医嘱进行治疗。

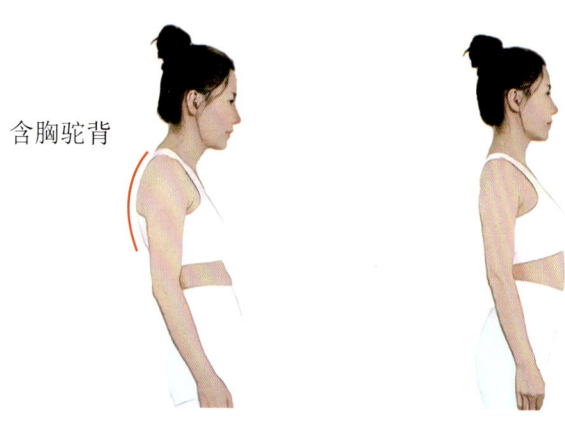

图 2-27

2. 长期姿势不正确

青少年由于趴着写字或上课时身体东倒西歪，桌椅、电脑、枕头的高度不符合自身要求或背过重的背包、单肩包，久而久之就会影响体态，出现含胸驼背的异常体态（如图 2-28）。

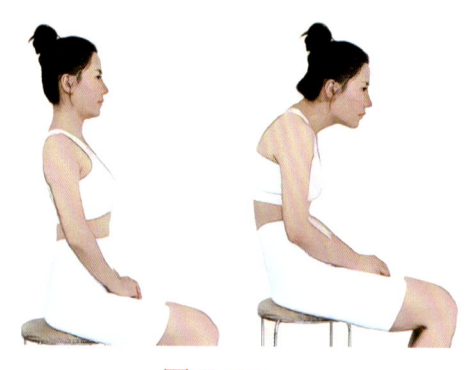

图 2-28

3. 肌肉力量不平衡或肌肉萎缩

胸肌和上斜方肌过紧，而下斜方肌和深层颈屈肌太弱，两边肌肉力量不平衡导致姿态变形；背部肌肉过少或强度不足，导致肌肉无法拉起腰背，从而出现含胸驼背的情况（如图 2-29）。

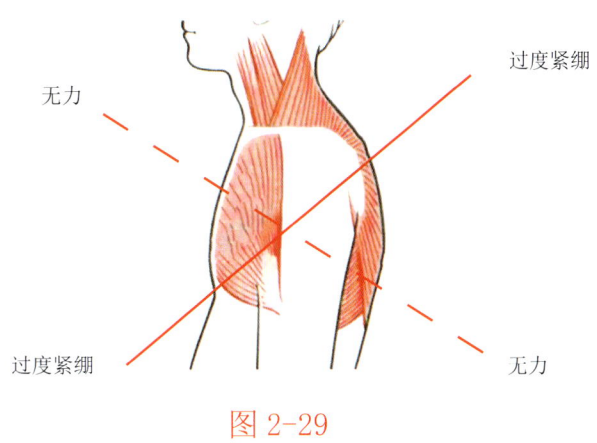

图 2-29

三、圆肩、驼背自测

1. 靠墙自测法

靠墙站立,尝试让脚跟、臀部、后脑勺同时贴着墙壁,平视前方(如图 2-30)。若出现下面任一情况,即说明存在驼背问题:

◆ 肩膀不能紧贴墙壁。

◆ 头需要后仰才能使后脑勺接触墙面。

◆ 测量头颈部与墙面的最大距离,两者距离为 3～5 厘米,说明有含胸问题,如果大于 5 厘米,说明有驼背问题。

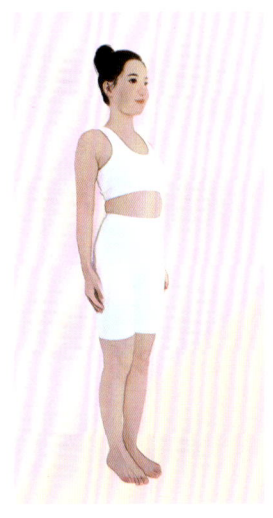

图 2-30

2. 双臂翻握法

站立，收腹挺胸，先将左手从左肩膀处反伸向后背，右手从后腰处反伸向后背，双手相握；然后将右手从右肩膀处反伸向后背，左手从后腰处反伸向后背，双手相握。如果在这两种姿势下，两侧的手都能完全相握，说明肩背比较健康，不存在驼背问题；如果都握不住，说明可能有驼背、圆肩的问题，或背部比较胖；如果一边能握住，一边握不住，说明可能有驼背、高低肩的问题（如图 2-31）。

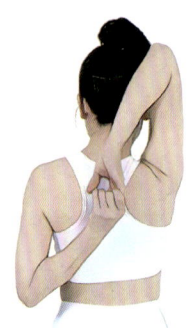

图 2-31

四、圆肩、驼背的危害

圆肩、驼背的青少年常常表现为低头、含胸、弓腰，在形体上给人一种不美观的印象，同时身体还会出现一系列的不适，如颈背部紧张疼痛，甚至头痛头晕、呼吸困难、心慌胸闷等。圆肩、驼背的危害具体如下：

1. 影响体态美观

驼背主要发生在胸腰段，呈现弧形驼背，一般以胸椎后凸畸形最明显，外观上与正常的脊柱曲线明显不同，会导致身高变矮，造成体态失衡，在形体上给人一种不美观的印象。

2. 背部疼痛

驼背时椎间前方压力增加，椎体前部变为楔形，后方韧带受到牵拉会引起背部疼痛，在劳动或负重时疼痛加重，严重时疼痛可呈持续性，久坐时由于腰椎代偿性前突也会引起腰痛。

3. 脊椎变形

驼背时会造成椎体小关节增生、肥大、内聚，黄韧带肥厚、褶皱、骨化等引起椎管狭窄。椎体楔形变严重，引起胸椎后凸畸形，脊髓会受到前方的压力出现下肢疼痛、无力等。

4. 影响青少年发育和成长

圆肩、驼背多发于青春期，如果是在生长发育阶段含胸驼背，会影响青少年正常的生长发育，特别是对脊柱的生理曲度产生影响，导致胸廓及心肺功能逐步发生改变。早期可能无明显症状，晚期危害较大，建议家长若发现孩子含胸驼背，应及时检查和矫治。

5. 导致心肺等脏器生理功能下降

含胸驼背会影响心肺功能，特别是呼吸功能，长期的呼吸道受阻、循环不畅易导致青少年出现胸闷气短、心慌、抵抗力下降等问题。

五、圆肩、驼背的家庭保健推拿

凡肩颈、背部有板滞、疼痛，以及脊柱、肩关节等骨骼错位的圆肩、驼背，须及时就医，寻求专业人士的帮助。如因姿势不正确造成的含胸驼背可在家庭中采取推拿按摩手法和康复训练来矫正，以恢复健康好体态。

1. 按摩手法

孩子采取俯卧位，家长以拇指或掌跟推揉青少年肩部和脊柱两侧的肌肉软组织5～10分钟，以肌肉松软、发热为佳（如图2-32）。

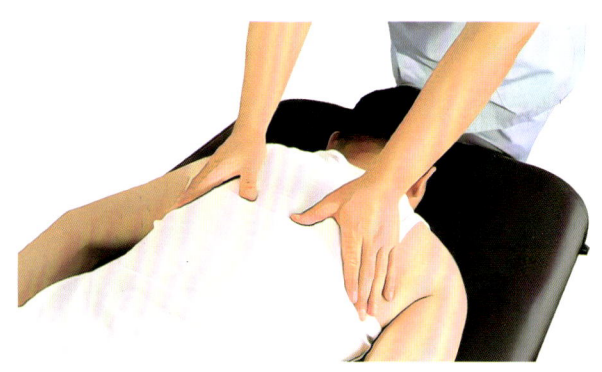

图2-32

2. 拉伸手法

孩子采取俯卧位，家长一手掌跟按在青少年背部后凸处，另一手将青少年一侧肩部向后拉伸，以胸部有拉伸感为宜，保持 10～15 秒，然后放松。再以同样的手法操作另一侧肩部（如图 2-33）。

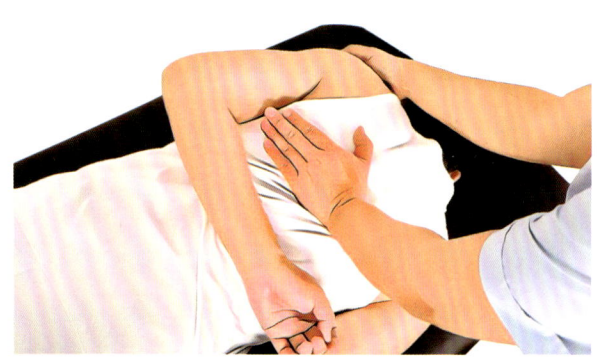

图 2-33

六、圆肩、驼背的康复训练

1. 肩、胸部伸展

站立于门框正中，面向门外，双手后伸，握住门框，双臂伸直。下颌微收，目视前方，身体前倾至胸部和肩部有舒服的拉伸感，保持 20～30 秒，然后放松，每天 2～3 次（如图 2-34）。

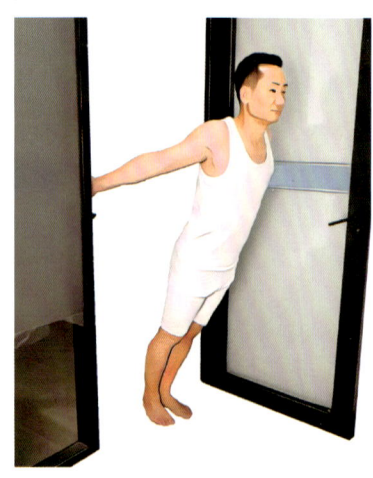

图 2-34

2. 胸部拉伸

站立于门框正中，面向门外，双臂抬起与肩同高，肘关节屈曲90°，置于门框内侧。左足向前迈步，上身前倾，至胸部有拉紧感；然后换右足向前，做相同的动作，如此交替一次算1组。每次保持20～30秒，然后放松，每天2～3组（如图2-35）。

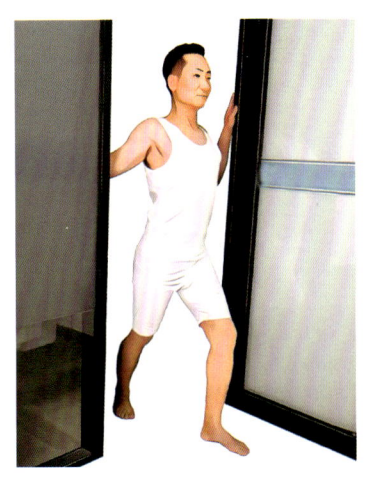

图 2-35

3. 背部肌肉强化

俯卧位，将靠垫垫于腹部下方，前额贴于地面，双臂向两侧伸直，手掌向下。手臂向上抬起，使两侧肩胛骨内收，保持20～30秒，然后放松。一组做2～3次，每天3组（如图2-36）。

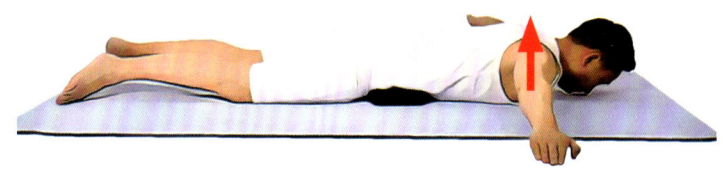

图 2-36

俯卧位，双臂伸直，双腿伸直。双臂向上抬起，双腿伸直，双脚绷紧，头部抬起，下巴向胸部方向内收，保持20～30秒，然后放松。一组做2～3次，每天3组（如图2-37）。

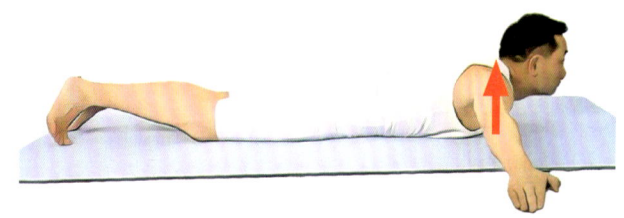

图 2-37

4. 穿戴矫正带

对不能长时间坚持良好坐姿和站姿的青少年，可以辅助穿戴驼背矫正带调整坐姿和站姿，以促进含胸驼背体态的改善（如图2-38）。

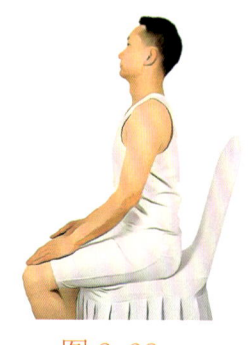

图 2-38

七、圆肩、驼背的预防

1. 姿势、习惯

预防圆肩、驼背，要坚持保持正确的体态。正确的上半身姿势无论在坐位还是在站立位，都是挺拔的，即下颌微收、头在肩膀之上、肩在躯干之中偏后，正所谓挺胸颔首、双肩打开的姿势。在平时看书写作业的时候，注意挺胸，眼睛距离桌面书本33～35厘米，离得太近不仅对脊柱不好，还很容易造成近视。走路的时候也要挺胸抬头收腹，让肩膀舒展开，走路姿势放松。

2. 运动、锻炼

每天坚持锻炼半小时以上。如果是为了预防或者矫正驼背，建议以舒展上半身的运动为主。在学校课间可以做扩胸运动、背手挺胸、坐位挺背等简单的舒展运动，如撑墙挺腰和伏地挺腰等。

撑墙挺腰：面对墙壁，与墙保持 30～50 厘米的距离，双手撑墙，腹部尽量贴着墙（吸气），再把腰向后挺（呼气），就像是撑着墙面做俯卧撑一样，每次向后挺腰的动作坚持 20 秒，重复 10 次（如图 2-39）。

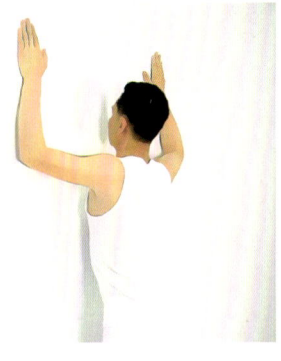

图 2-39

伏地挺腰：趴在瑜伽垫（或干净地面）上，两腿伸直并拢，双手支撑身体，慢慢抬起上身，保持腹部贴地。抬起头，直视前方，保持 20 秒，重复 10 次（如图 2-40）。

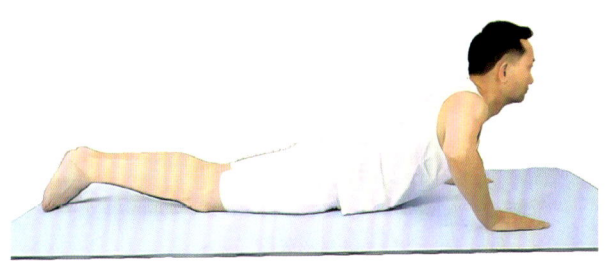

图 2-40

3. 睡硬床

青少年睡觉的时候用稍微硬一点的床垫,对脊柱发育有帮助。如果是很软的床,容易让脊柱生理曲线变形更严重(如图 2-41)。

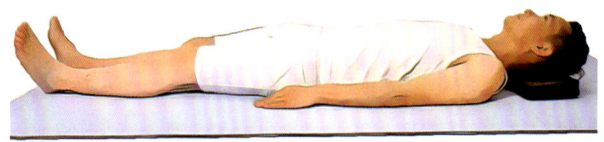

图 2-41

4. 穿戴矫正带

对不能长时间保持良好坐姿和站姿的青少年,可以辅助穿戴驼背矫正带调整坐姿和站姿,以改善含胸、驼背的体态(如图 2-42)。

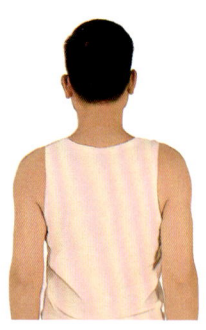

图 2-42

第五节 脊柱侧弯

一、什么是脊柱侧弯

久坐之后,我们总是感觉肌肉疲劳、紧张,腰背部经常疼痛,不自觉弯腰驼背,有明显的高低肩、身体倾斜……相信不少人有过上面的经历,其实这都是脊柱侧弯可能出现的症状。

人的脊柱由33节椎体组成，包括7节颈椎、12节胸椎、5节腰椎、5节骶椎和4节尾椎。正常人的脊柱从背面看应该是一条直线。如果脊柱有一个或多个椎体节段向左或向右偏离中轴线导致侧凸畸形，呈现"C"或"S"形的弯曲，而且侧凸角度大于10°〔站立位X线片上Cobb角（一个测量侧弯曲角度的方法，用于评估脊柱侧弯的严重程度）大于10°〕，那就可能存在脊柱侧弯。

脊柱侧弯也称脊柱侧凸，是指脊柱在冠状面上向侧方的弯曲，常伴有横断面上椎体旋转和矢状面上生理弧度改变，是一种三维畸形。正常人的脊柱从后面看应该是一条直线，并且躯干两侧对称。如果从正面看有双肩不等高或后面看有后背左右不平的现象，就应怀疑是脊柱侧弯（如图2-43）。这个时候应拍摄站立位的全脊柱X线片，如果正位X线片显示脊柱有大于10°的侧方弯曲，即可诊断为脊柱侧弯。轻度的脊柱侧弯通常没有明显的不适，外观上也看不到明显的躯体畸形。较重的脊柱侧弯则会影响青少年的生长发育，使身体变形，严重者可能影响心肺功能，甚至累及脊髓，造成瘫痪。脊柱侧弯是危害青少年的常见疾病，关键要早发现、早治疗。

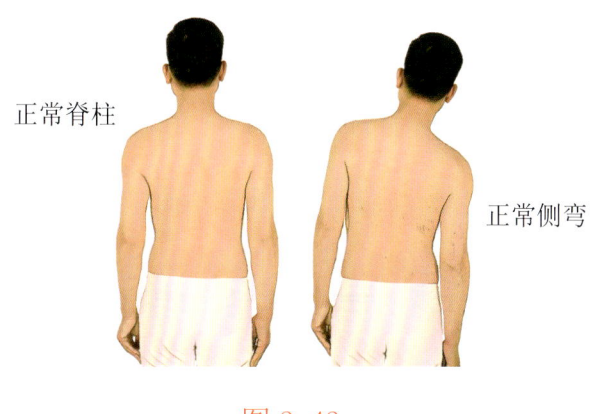

图2-43

二、脊柱侧弯的发病原因

1. 日常姿势不良

青少年身体处于快速发育的关键阶段，具有骨密质少、软组织多、有机物多、无机物少、肌肉韧带稳定性差、肌肉骨骼受力易产生形变的生理特点。日常姿势不良和缺乏体育锻炼会导致脊柱两侧肌肉受力不均衡，容易形成姿势性脊柱侧弯。

2. 先天性脊柱侧弯

一部分患者由于遗传因素在出生时即存在脊柱发育畸形,这部分患者表现为先天性脊柱侧弯,早期被忽视,后期在生长发育高峰期时被发现。

3. 特发性脊柱侧弯

青少年特发性脊柱侧弯是一种原因不明的脊柱侧弯,与遗传、内分泌、免疫、炎症等多种因素有关,约占脊柱畸形的80%,是骨骼发育成熟前常见的三维脊柱畸形,在青少年中的发病率为2%～3%。

4. 缺乏脊柱侧弯的相关知识,未能及时矫正

有许多青少年感到脊背不适,但由于自卑、害羞或其他原因,没有与父母进行良好的沟通,延误了病情,错过了最佳的治疗时机。同时家长也因不了解脊柱侧弯的早期表现,未能及时帮助青少年矫正不良体态,导致脊柱侧弯程度加重。

三、脊柱侧弯的分类

1. 脊柱侧弯按性质分类

脊柱侧弯按性质可分先天性脊柱侧弯和特发性脊柱侧弯。

先天性脊柱侧弯是指脊柱结构发生异常,即出生后有三角形半椎体、蝶形椎、融合椎,还有肋骨发育的异常,导致脊柱发生倾斜,导致侧弯或后凸畸形。临床较少见,多需要手术矫正。

特发性脊柱侧弯:是指脊柱结构基本没有异常,由于神经肌肉力量失去平衡,导致脊柱原来应有的生理弯曲变成病理弯曲,即原有的胸椎后凸变成侧凸等。临床常见,多由于长期不良姿势和不良生活习惯引起,多数可以通过保守

治疗取得较理想效果。早期诊断、早期治疗非常重要，因此需加强青少年脊柱健康普查工作，做到预防为主，防治结合。

2. 脊柱侧弯按弯曲方向分类

脊柱侧弯按弯曲方向可分为侧凸、后凸、鞍背、圆背、畸胸、旋转性等。

侧凸：即部分脊柱棘突偏离身体中线，称脊柱侧弯，有左侧凸、右侧凸及"S"形弯、"C"形弯。

后凸：指胸段脊柱后弯超过生理曲线范围。

鞍背：指局部某椎体被破坏，椎体向后凸起。

圆背：指整个脊柱像弓一样向后凸起。

畸胸：分两种，一种是胸骨向外凸起，另一种是胸骨向内凹陷。

旋转性：也称扭曲性，是因为腰椎横突一面高一面低或胸骨扭曲形成的，这种弯曲是最复杂的、最难矫正的。

四、脊柱侧弯的危害

1. 外观畸形

脊柱侧弯后，会出现两个肩膀高度不一样以及驼背等情况，导致身体外观畸形。

2. 影响身高

青少年出现脊椎侧弯后，原本挺直的脊椎弯曲了，自然就会影响身高发育，个子长不高。

3. 影响心肺功能

脊柱侧弯后出现腰背疼痛，产生骨刺，压迫脊髓或神经，引起截瘫或椎管狭窄，导致限制性肺病，影响胸廓发育，压迫心肺，进而引起心肺功能障碍或衰竭。

4. 影响女孩胸部发育

对女孩来说，脊柱侧弯会导致双侧乳房发育不均匀，一侧肋骨突出。

5. 导致脊柱受力不均衡

脊柱弯曲引起脊柱两侧受力不平衡，容易出现腰痛，少数严重患者可能出现脊髓受压，造成瘫痪。

6. 造成自卑心理

脊柱侧弯不仅会对青少年的身体带来负面影响，还会带来心理影响，很多青少年因为脊柱侧弯羞于见人，产生自卑心理，严重的甚至形成自闭性格。

五、脊柱侧弯的诊断

轻度侧弯患者毫无症状，多伴有形体姿态改变，如高低肩、"剃刀背"、一侧胸廓或腰部凹陷，两侧臀部不等大等，但因胸、腰、背常被衣服遮盖，畸形容易被忽视，多数是体检、换衣服时被发现；中重度侧弯患者除了形体姿态的改变外，会有颈腰背疼痛、胸闷心慌、活动后气短、肢体麻木、易疲劳等症状；更严重侧弯患者会有行走困难，生活难以自理等症状，如心、肺、胃、肠等内脏压迫严重时，会出现呼吸困难、心慌、消化等器官功能障碍。由于体态的畸形，部分患者易产生自卑心理。

脊柱侧弯可以通过脊柱侧弯筛查法进行诊断。体征患者脊柱呈侧弯畸形（棘突连线偏离中轴线）；脊柱两侧肌肉不对称；两肩、两肩胛、两侧髂嵴不等高，严重者会出现驼背畸形；Adam 前屈试验（亚当实验）阳性，Adam 前屈试验为被检者双膝伸直，使躯干由颈至腰徐徐前弯，检查者从背部中央切线方向观察上胸段、胸段、胸腰段及腰段两侧是否等高、对称。不等高、对称者为前屈试验阳性，疑为脊柱侧弯。通过医院放射科拍摄一个前后位全脊柱的X线片，就可以明确诊断。

在此特别提醒家长，脊柱侧弯治疗较为特殊，需专科医生的评估和指导，切不可私自尝试相关治疗。

六、如何及早发现青少年脊柱侧弯

脊柱侧弯作为一个临床症状，首次被家长或老师发现，表现为一侧肩胛骨向后突出、双肩不等高，初次发现常在10～13岁。脊柱侧弯的早期发现、早期治疗有很重要的意义，可防止畸形发展严重。早期发现主要靠父母，应向他们普及关于脊柱侧弯的早期表现常识。

我们可以通过观察青少年早期的身体外观变化，做到脊柱侧弯的"早发现"。让青少年裸露整个腰背部，自然站立，双足与双肩等宽，双目平视，手臂自然下垂，掌心向内。我们可以通过观察是否有以下变化来初步判断青少年是否有脊柱侧弯的问题，如发现有两条或两条以上的变化，我们就要引起重视，及时就医，寻求专科医生的指导和帮助（如图2-44）。

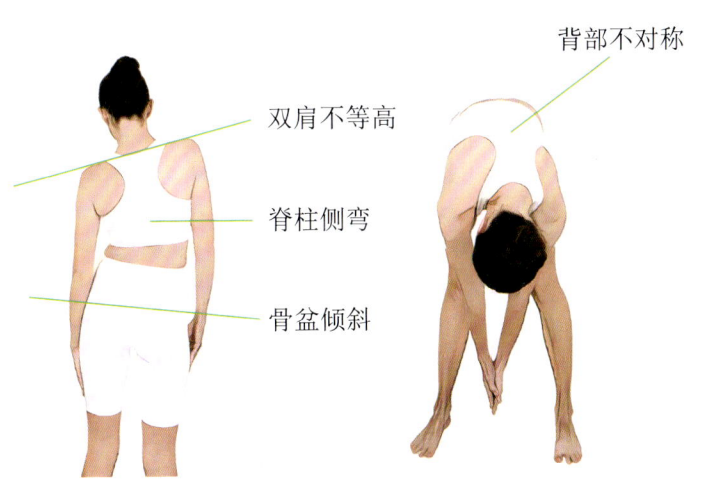

图2-44

◆两肩不平：自然站立时，一肩高，一肩低。

◆肩胛骨一高一低（即"剃刀背"）：一侧肩胛骨隆起，或肩胛骨下角不在同一水平线上。

◆躯干两侧至肘部的距离不等：双臂自然下垂，观察双臂与躯干形成的空隙是否对称。

◆一侧躯干（腰部附近）有褶皱形成。

◆一侧胸部塌陷，一侧背部隆起。青春期发育的女性患者，乳房发育表现为双乳房不对称，一侧乳房偏大，一侧乳房偏小，且两乳房高低也不一致。

◆骨盆倾斜：裸露双下肢，双脚并拢直立，观察两侧臀线（臀部隆起与大腿之间的体表沟）是否等高对称，如果不对称，骨盆可能倾斜。

七、脊柱侧弯的"居家六步筛查法"

家长可以通过简单易行的"居家六步筛查法"，初步判断孩子是否患上了脊柱侧弯。具体方法如下：

1. 高低肩

脱去衣物，观察直立状态下两侧肩是否等高（如图 2-45）。

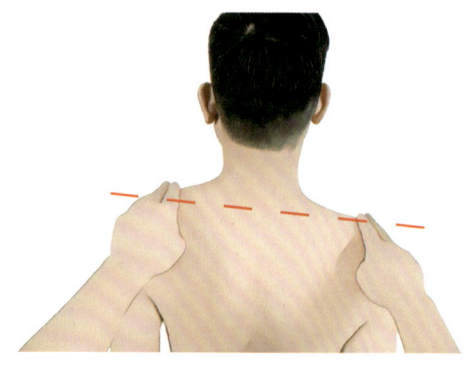

图 2-45

2. 肩胛骨凸起

保持直立状态，观察两侧肩胛骨是否凸出，肩胛骨下侧是否等高（如图 2-46）。

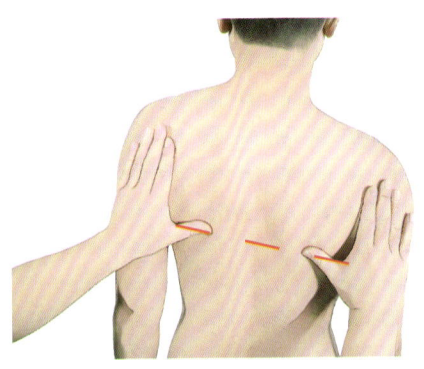

图 2-46

3. 背部畸形

向前弯腰，双手自然下垂，触摸两边的背部，看是否等高（如图 2-47）。

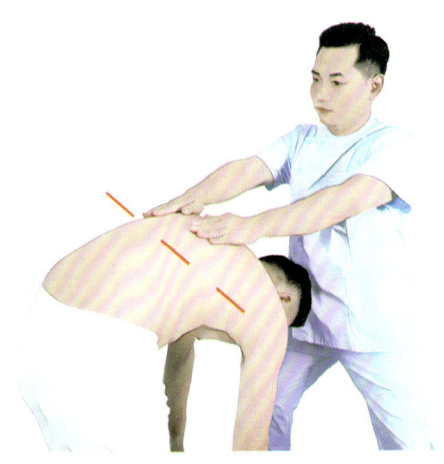

图 2-47

4. 两侧腰部不对称

触摸并对比两侧的腰部是否有隆起，高的一侧为侧弯的一侧（如图2-48）。

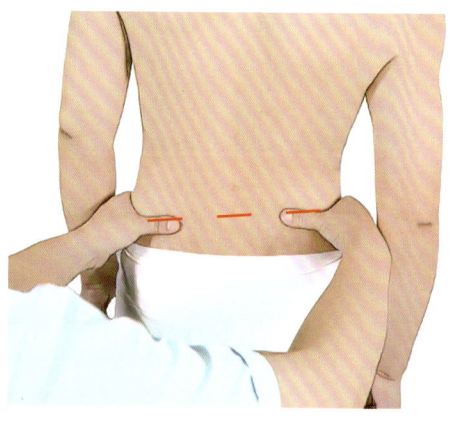

图 2-48

5. 胸廓不对称、异常隆起和凹陷

正常的胸廓左右对称，如果出现胸廓左右不对称、鸡胸、漏斗胸及肋骨隆起等现象（如图2-49），应警惕脊柱侧弯的出现。

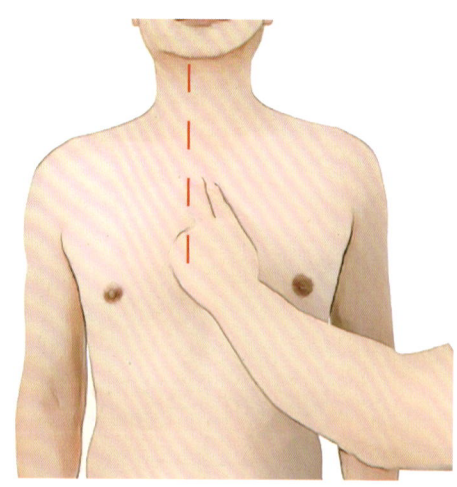

图 2-49

6. 脊柱偏离中线、脊柱弯曲和身体倾斜

若脊柱明显侧弯,通过观察直立时的姿势即可进行判断;若轻微脊柱侧弯,需要通过触摸棘突了解脊柱是否弯曲(如图 2-50)。

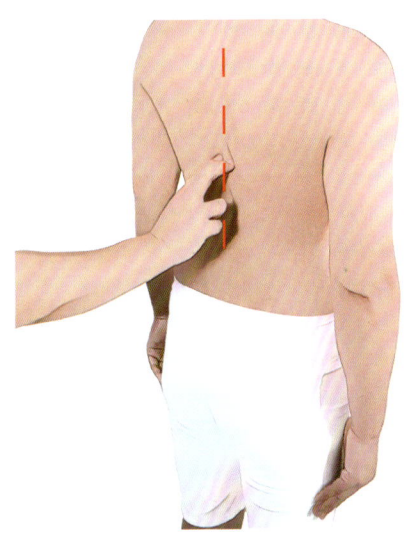

图 2-50

八、脊柱侧弯的治疗

脊柱侧弯治疗的关键在于早发现、早治疗,防止侧弯畸形加重。脊柱侧弯的治疗方法很多,较常用的疗法有中医脊椎矫正手法治疗(正骨整脊疗法)、康复运动疗法、电针治疗、表面电刺激、支具治疗、手术治疗等。一般依据患者侧弯 Cobb 角的大小选择相应的治疗方案,原则上 Cobb 角大于 40° 时建议采用手术治疗;Cobb 角在 20° 到 40° 之间时建议采用支具配合其他保守疗法;Cobb 角小于 20° 时建议采用正骨整脊疗法、康复运动疗法等保守疗法(如图 2-51)。当然,医生还需要根据患者临床症状的差异决定最终的治疗方案。

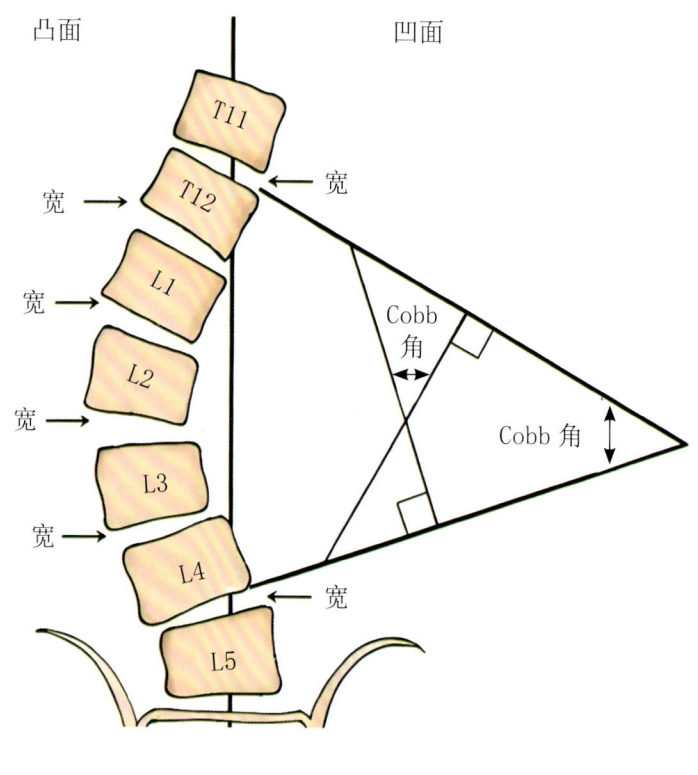

Cobb 角测量法

图 2-51

1. 中医脊柱矫正手法治疗（正骨整脊疗法）

在脊柱侧弯的治疗中，传统中医正骨整脊疗法的疗效较显著。中医脊椎矫正手法具有理筋、松解粘连、调曲、调衡脊柱两侧张力、整复小关节紊乱及骨盆错位、缓解颈腰背痛的作用。中医推拿治疗通过改善患者侧弯两侧不平衡的肌肉（萎缩、痉挛）来防止躯体畸形的加重；通过脊柱矫正手法改善患者侧弯脊柱的三维畸形，促进患者脊柱三维结构平衡的恢复。

同时，中医传统功法（太极拳、六字诀、易筋经等）作为一种身心运动疗法，不但在改善脊柱侧弯患者肌肉失衡方面具有一定疗效，而且在改善患者呼吸功能和心理问题方面也展现了较好的辅助治疗效果，适合脊柱侧弯患者日常运动选择。

2. 康复运动疗法

脊柱侧弯的运动疗法通常采用一系列的姿势矫正、呼吸训练、平衡训练、肌肉训练或拉伸等运动方式来改善脊柱侧弯的三维畸形。运动疗法通常可为脊柱侧弯患者提供个性化的、有效的运动方案，并且将运动治疗融入患者生活。常见的脊柱侧弯运动疗法包含 Schroth 疗法（德国）、SEAS 疗法（意大利）、Dobomed 疗法（波兰）、Sideshift 疗法（英国）等。脊柱侧弯运动疗法通常需要与支具治疗、推拿正骨治疗等配合使用。

3. 支具疗法

侧弯进展较快的脊柱侧弯患者，一般适用条件为 Cobb 角在 20°至 40°之间，Risser 征（一种评估人类骨骼发育程度的方法）0～3 级生长发育高峰期，生长动力较强。支具疗法分类较多，根据矫正侧凸位置的高低，可分为 CTLSO 和 TLSO 两类。CTLSO 是指颈-胸-腰-骶矫形装置，即带有颈托或上部金属结构的支具，如 Mitwaukee（密尔沃基）支具，这类支具矫正脊柱侧凸范围可至颈椎。TLSO 支具是指胸-腰-骶矫形装置，即不带颈托、高度只达腋下的支具，也称腋下型支具，如 Boston（波士顿）支具，此类支具只限于弯曲中心在 T7 以下的脊柱侧凸治疗。

4. 手术治疗

由于诸多因素均可影响脊柱侧弯手术的临床决策，所以是否进行脊柱侧弯手术，需要依据专科医生的临床评估与判断。脊柱侧弯手术治疗的参考因素有：Cobb 角大于 45°；包括支具在内的保守治疗不能控制的畸形及症状，脊柱侧凸的度数继续增加；心肺胃肠压迫严重，引起内脏器官功能障碍者；畸形严重，如有严重胸前凸、明显肋骨隆起者。手术入路和手术方法主要包括后路手术、前路手术、前后路联合手术及微创手术。需特别指出的是，Cobb 角并非 AIS（青春期特发性脊柱侧弯）治疗的唯一指导指标，其治疗方案需综合各因素分析判断后得出。主要考虑因素还包括病因、发病年龄、骨龄、症状（特别是否影响内脏功能）、生长动力、椎体旋转度及患者的意愿等。

九、脊柱侧弯的康复训练

1. 靠墙站立

站立时后背挺直，肩部及髋部贴紧墙壁，头颈伸直向上，尽可能多维持一会儿，或多做几次（如图 2-52）。

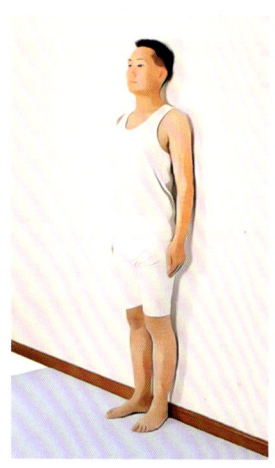

图 2-52

2. 小燕飞

可以做俯卧式，也可以做站立式。俯卧式动作是在硬床上或干净的硬质地板上俯卧，脸部朝下，以肩关节为支撑点，轻抬双臂，同时轻轻抬头，双肩向后向上收起。在手臂向上的同时，双脚轻轻抬起，腰背部肌肉收缩，尽量让胸部下端和腹部支撑身体，持续 3 至 5 秒后放松肌肉，休息 3 至 5 秒再做（如图 2-53）。站立动作为身体直立，双手侧平举，手心向外向上，缓慢抬高双臂，作小燕飞状，背部肌肉收紧，3 至 5 秒后放松，休息后再做。

第二章 青少年常见的脊柱健康问题

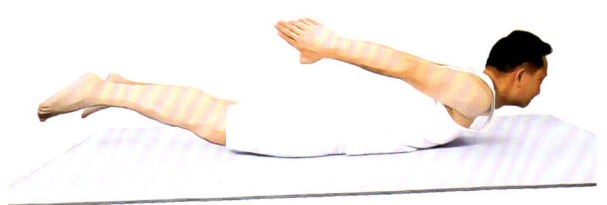

图 2-53

3. 五点支撑

仰卧在硬床上或干净的硬质地板上,双腿稍微分开,腿外侧同胯宽,屈起双膝,双脚脚心着地。臀部、腰部、下背部依次慢慢抬离地面,双肘部落于地面,肩胛骨向脊椎收紧。"五点"(肩、双肘和双脚)撑起身体的重量,收紧下背部、腰部和臀部肌肉(如图 2-54)。

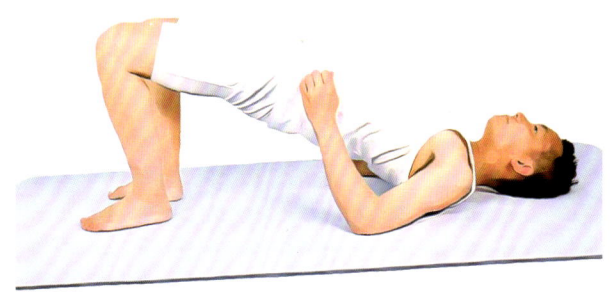

图 2-54

4. 简易脊柱晃动

坐在瑜伽垫或柔软的垫子上,左腿伸直,右腿弯曲,脚掌踩实地面,并放置于左腿内侧地面,右手贴于右侧大腿内侧,左手撑于背后,并自然向后扭转脊柱。伴随均匀呼吸,下颌与肩膀对齐,维持一段时间后恢复原位,并于另一侧重复动作(如图 2-55)。

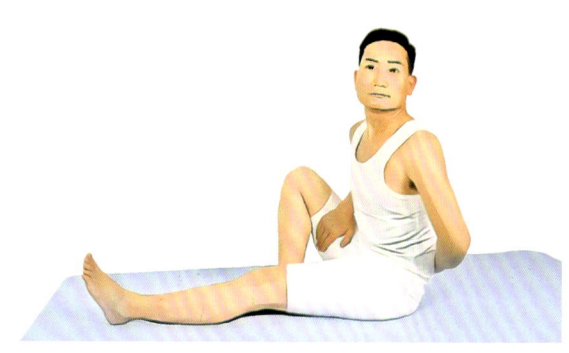

图 2-55

5. 单腿背部屈伸

坐在瑜伽垫或柔软的垫子上，右腿伸直，左腿弯曲，并将左脚掌贴于右侧大腿内侧，双手向右侧脚趾方向伸直并延伸，胸部尽可能贴于右侧大腿，拉伸脊柱，吸气时稍放松，呼气时再次向下拉伸脊柱（如图 2-56）。

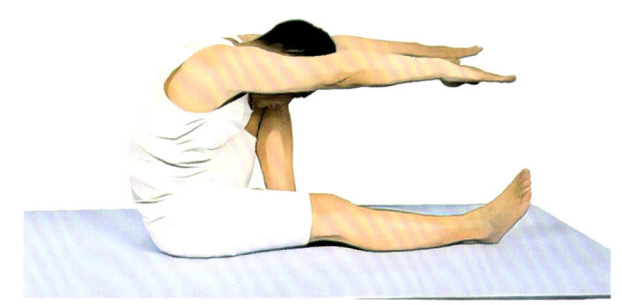

图 2-56

6. 骆驼式

采取跪姿，双脚及双膝分离，与肩部同宽，双手抓住脚踝，身体向后仰，使脊柱得到伸展，并持续进行腹式呼吸（如图 2-57）。

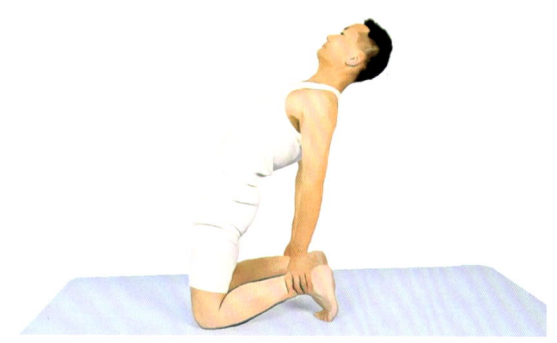

图 2-57

十、脊柱侧弯的预防

在脊柱侧弯的矫正和预防过程中,老师、家长的观察和提醒很重要,青少年在日常生活中也要养成良好的学习习惯和身体姿态,积极运动,做到早预防,早发现,早干预。

青少年平时要加强锻炼,多做拉伸类运动、跳跃类运动、力量类运动等,可以促进骨骼的健康发育,预防脊柱侧弯。此外,坐姿、站姿要正确,床垫的软硬程度要适中。此外,青少年还应按时复查。如果脊柱侧弯变形较快或弯曲度过大,应当在专科医生的指导下采取保守治疗或手术治疗。

第六节 腰背疼痛

一、什么是青少年腰背疼痛

青少年腰背疼痛是以腰部疼痛为代表的一组症状群,一般指人体背部肋缘至臀皱襞之间任何部位的疼痛,伴有肌肉紧张、僵硬、下肢疼痛或麻木等症状,且多为非特异性腰痛,也就是"找不到明确的组织病理学病因的腰痛"。

青少年腰背疼痛的发病率为30%～50%,且呈逐年上升趋势。国家体育总局调查显示,我国初中生腰背疼痛发病率中,男生为33.8%,女生为42.6%,高中生腰背疼痛发病率更高,男生为39.2%,女生为54.5%。而且,青少年腰背疼痛发病出现低龄化趋势。研究报道,青少年非特异性腰痛的症状可能在8～9岁出现,并能持续发展到成年。但遗憾的是,由于青少年腰背疼痛初期症状并不严重,且存在自行缓解现象,因此,家长、老师及青少年并没有对腰背疼痛产生足够的重视。然而,出现腰背疼痛的青少年,成年后便成了腰背疼痛的易发人群,腰背疼痛会对其学习、工作和生活产生严重影响。

二、腰背疼痛的形成原因

青少年腰背疼痛常见诱因包含异常姿势、伏案久坐、缺少体育锻炼、体重因素、心理问题、家族病史等。书包重量的增加、繁重的学习任务、长时间使用手机与玩游戏等也是加重青少年腰背疼痛的危险因素。

经过上千年的进化，人类已经适应了站立位的姿势。但不幸的是，现代生活又将人类从站立改变为坐姿生活。青少年久坐已经成为一种常态。有数据显示，我国青少年久坐的时间惊人，每天课堂学习时间5～6小时，每周课外学习（写作业和补课等）时间28～36小时。坐位时脊柱的受力情况和站立位时存在较大不同，坐姿时间过长可导致脊柱生物力学结构的改变。如果再考虑到大多数青少年的坐姿异常，那么脊柱形态与功能产生的异常改变将会显著增加。研究表明，异常的坐姿是腰背疼痛的重要诱因之一。异常坐姿学生的腰背疼痛发病率是正常坐姿学生的3～4倍。可见，长时间不正确的坐姿很可能导致脊柱形态、功能的变化，并最终诱发青少年腰背疼痛。

三、腰背疼痛的常见症状

腰背疼痛可导致青少年运动能力下降，学习、生活均会受到影响。长期反复腰背疼痛的青少年可出现腰椎退行性改变，如椎体增生、椎间盘突出等。以下这些症状需要家人一起关注：

★反复出现一侧或两侧腰部疼痛、肌肉僵硬等。

★腰部有固定的压痛点或压痛较为广泛。

★伴有下肢放射痛、麻木。

如出现以下症状，严重影响学习和生活，须及时就医治疗：

★腰部板滞、疼痛，偶尔可见臀部疼痛。

★腿部有疼痛、麻木感。

★腰部屈伸、旋转等活动受限，或运动时诱发明显疼痛不适。

四、腰背疼痛的家庭保健推拿

推拿可以帮助放松腰背部紧张的肌肉，并对腰酸背痛、腰肌劳损、胸椎腰椎疾患等情况有不同程度的治疗和调理作用。在家庭生活中，家长可以为孩子做一些简单的家庭推拿治疗。具体手法如下：

采取俯卧位，将手掌掌根或拳面放在其后背脊柱两侧肌肉上（先从左侧肌肉做起，再到右侧肌肉），做轻快的、柔和的回旋运动，注意手要按住肌肉施加一定压力，不要在皮肤上摩擦。在一个固定点按揉数十秒后，将手向下移一手掌宽，再重复此操作，直至按揉到臀部以上（如图2-58）。

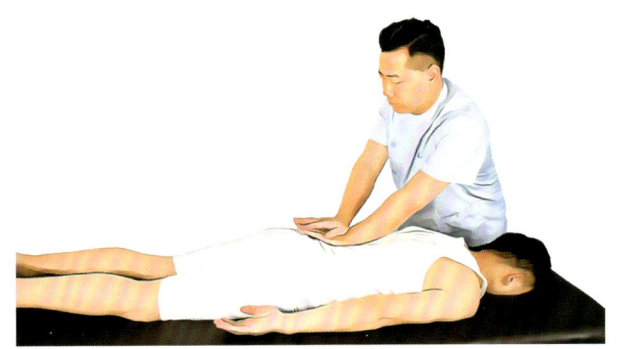

图2-58

用单手或双手的拇指与食指相对，将脊柱旁边的一条形肌肉用力提起，边移边提，边提边拿。先自上而下，再自下而上操作。上下反复操作2～3次。操作中注意对称提捏，不宜用力抓拧（如图2-59）。

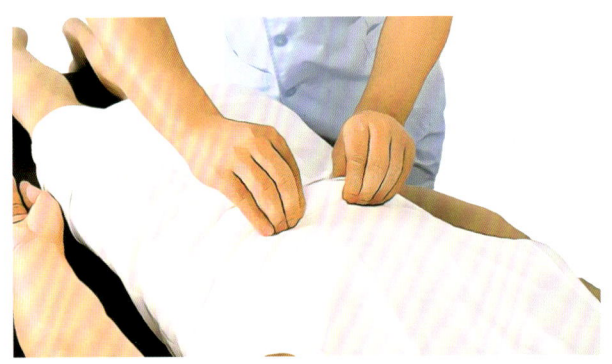

图2-59

将双手拇指指端放在大椎穴左右各旁开一横指的地方，用一定的力量点按并持续数秒，下移一厘米左右的距离再点按，如此操作直至臀部以上。如遇到疼痛敏感的部位（阿是穴），可以适当加长按压时间，疼痛点提示可能是身体有某些不适，通过点按可以缓解这些不适。最后，再用空掌拍打背腰部及下肢（如图2-60）。

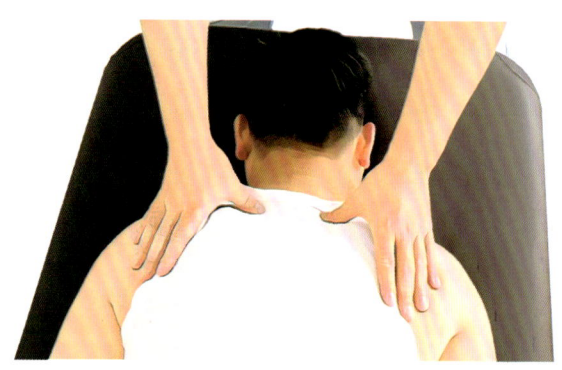

图 2-60

五、腰背疼痛的康复训练

1. 腰背肌肉拉伸

跪坐,臀部坐于脚后跟。弯腰下俯,腹部紧贴大腿,手臂放松,尽量向前伸展,肩部下压,背部放松,使腰背部有轻微的牵拉感。每次保持20～30秒,每天3次(如图2-61)。

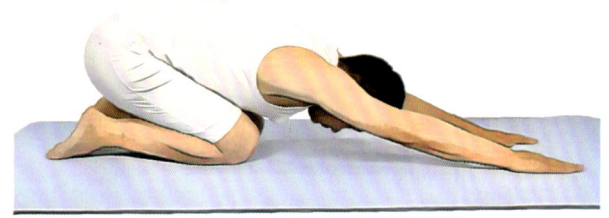

图 2-61

2. 腹部肌肉拉伸

俯卧,双手将上身撑起。挺胸抬头,下颌上扬,保持下肢贴紧地面,使整个腹部产生牵拉感。每次保持20～30秒,每天3次(如图2-62)。

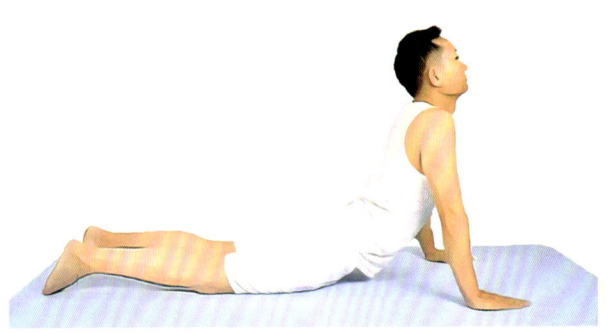

图 2-62

3. 髂腰肌拉伸

仰卧，双膝屈曲，双手抱住右膝，尽量贴紧前胸，左腿放松慢慢伸直（若不能伸直，可逐渐练习至伸直贴地），每次保持 20～30 秒。换另外一侧重复同样的动作。左右各 1 次为 1 组，每天 3 组（如图 2-63）。

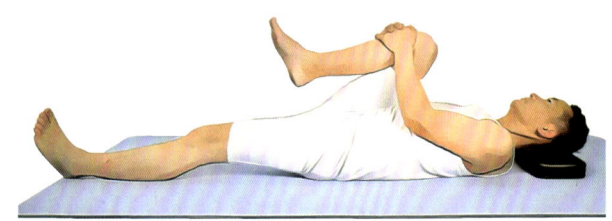

图 2-63

4. 背桥训练

仰卧，双脚与肩同宽，脚跟着地。臀部抬起，使肩部、胯部和膝关节成一条直线，收腹，用上背部支撑地面，每次保持 30～60 秒，每天 3 次（如图 2-64）。

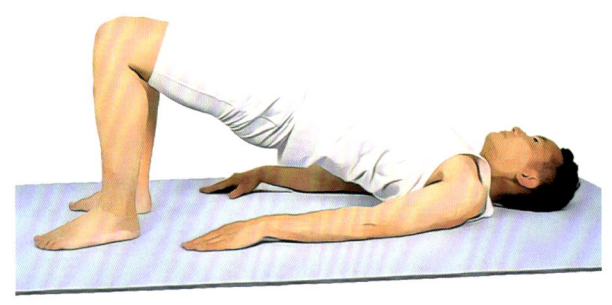

图 2-64

5. 卷腹运动

仰卧，腰部尽力贴于地面，屈髋，大腿与地面呈 90°。双手置于大腿两侧，头、颈、肩部放松，腹部用力，抬起上半身至最大幅度，每次保持 5～10 秒。一组做 3 次，每天 3 组（如图 2-65）。

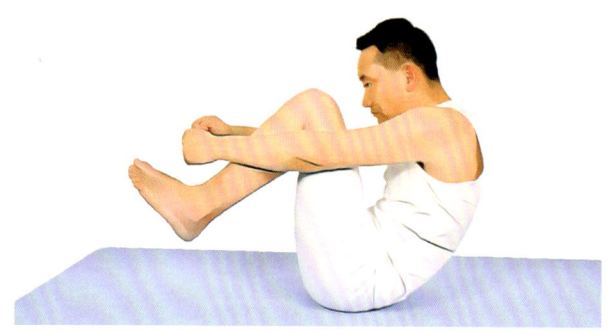

图 2-65

6. 侧桥训练

侧卧，上臂与地面垂直，肩部用力撑高身体，收腹，全身保持紧绷感，使身体侧面呈一条直线，每次保持 30～60 秒，左右各 1 次为 1 组，每天 3 组（如图 2-66）。

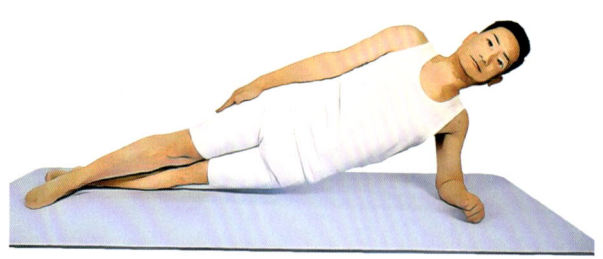

图 2-66

六、腰背疼痛的预防

1. 课后必须活动，做到劳逸结合

久坐是诱发青少年腰背疼痛的最主要因素。青少年在课后必须离开座位起

来活动，在家里学习时也要以 45 分钟为一个时间段。时间到了，要起来活动，让腰椎和腰肌舒展，才能有效预防腰背疼痛。青少年在家学习时，家长要督促他们不能久坐，要注意劳逸结合，避免过度劳累或过度弯腰等。

2. 坐姿要正确

长时间久坐，加上坐姿不正确，腰椎和腰肌会长时间承受压力，易诱发腰背疼痛。因此必须端正坐姿，尤其是长时间坐沙发时，一定要注意姿势。随着青少年身高变化，家长要注意调整写字桌椅的高度。

3. 加强运动锻炼

通过运动锻炼，能促进腰背部血液循环，增强腰椎和腰肌的力量，增加腰背部肌肉的柔韧性，有效预防和缓解腰背疼痛。游泳和吊单杠是预防和治疗腰背疼痛的最好运动。几乎每个学校都有单杠，极易推广。青少年经常吊单杠，加强腰背肌肉的锻炼，可以有效降低腰背疼痛的发病率。在进行康复锻炼时，可参考本节腰背疼痛的康复训练动作。

4. 控制体重

控制体重也是预防和解决腰酸背痛的一个重要方法。过重会增加腰部肌肉的负担和压力，导致腰酸背痛。因此，青少年应该控制饮食，保持健康的体重。可以通过膳食均衡、适当锻炼等方式来控制体重。

5. 选择合适的床垫和枕头

合适的床垫和枕头也是预防和解决腰酸背痛的重要方法。青少年必须选择合适的床垫和枕头，以保持脊椎正常的曲线，减少腰椎骨的受压。床垫不宜过硬或过软，枕头不宜过高或过低。这些都会对青少年的腰部和脊椎造成不良影响。

6. 注意保暖

日常要注意保暖，避免受寒。腰背痛与受冷、气候变化有关，故应防止腰背部受冷、受风。

7. 出现腰背疼痛要及时就医，不能拖延

有些青少年和家长认为腰背疼痛是小问题，青少年身体可塑性强，休息一下就好了。这样往往会拖延病情，发展成慢性腰背疼痛。

第七节　骨盆倾斜

一、什么是骨盆倾斜

青少年骨盆倾斜是一种常见的姿势异常问题，可能会导致长短腿、腰背疼痛、脊柱侧弯、高低肩和运动功能障碍等问题。对青少年及其家长而言，骨盆倾斜并不容易被发觉，但骨盆倾斜导致的阴阳脚〔被检查者仰卧床上，双下肢自然伸直略分开，约与肩宽，放松双足，表现一侧外旋称"阳脚"，另一侧相对内旋称"阴脚"（如图2-67）。为形象易记，按中医定位法，内为阴，外为阳〕、长短脚（被检查者仰卧，双下肢伸直并拢，双踝间中点与脐、鼻中点成一直线，术者将其足做背屈运动，如两足跟不等长，即为"长短脚"）却可以通过诸多日常细节被发现，例如，出现阴阳脚、长短脚现象的青少年，一侧的鞋底和裤脚常发生磨损，经常扭伤一侧的脚踝，站立时习惯单腿承重等。

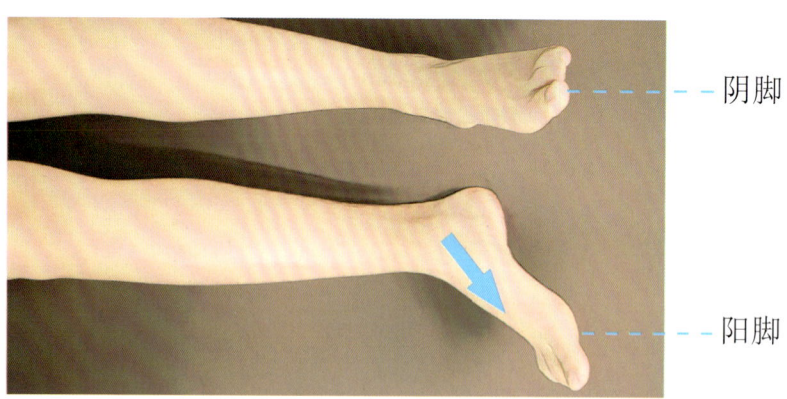

图 2-67

骨盆倾斜是阴阳脚、长短腿的主要诱因之一。骨盆周围（腰、臀部）的肌肉不对称会导致骨骼相对位移，造成骨盆倾斜。骨盆一高一低，自然代偿出现了双下肢不等长（如图2-68）。长期的骨盆倾斜会引起骨盆前倾或后倾及旋转

异常。骨盆前倾会使臀部过度后翘，身体重心前移至前脚掌，导致膝关节和大腿前侧过度承载，还会导致腰部肌肉疲劳、腹部肌肉松弛，形成赘肉，出现腰背疼痛、疲劳、肥胖等症状，这些都会对青少年造成困扰。同时，骨盆倾斜会引起脊柱侧弯，影响下肢血液循环及新陈代谢等。骨盆异常更是多种妇科疾病的诱因，严重的骨盆异常还会影响女性分娩。

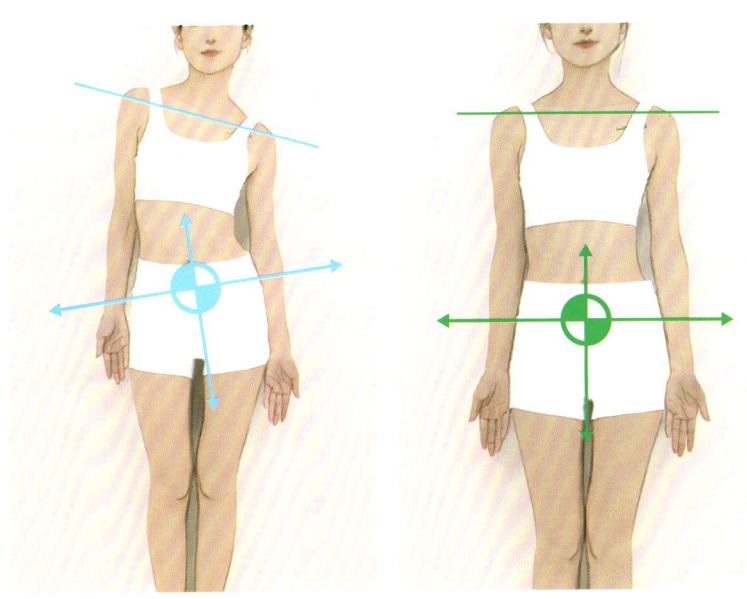

图 2-68

当骨盆周围相关的肌肉、筋膜等软组织状态失衡或者筋骨错位后，骨盆容易出现歪斜等失衡问题。同时，骨盆歪斜也会加重筋骨错位等症状。骨盆歪斜的形式主要有前倾或后倾、侧倾、旋转等，并且很多时候骨盆的歪斜不是单一的形态，而是多种形式的结合。

1. 骨盆前倾或后倾

骨盆的前倾或后倾称为"下交叉综合征"，也被称作"远端或骨盆交叉综合征"，是由肌肉系统的失平衡引起的骨盆及下肢的运动链受损导致的综合征，常会累及下腰部、骨盆、髋、膝以及踝关节（如图 2-69）。

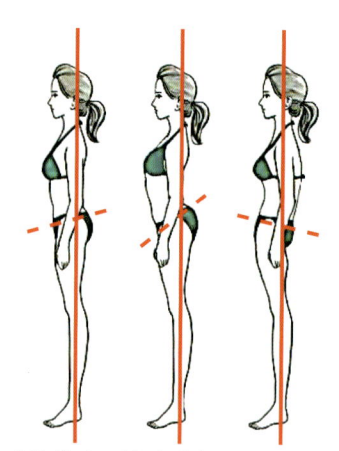

正常状态　骨盆前倾　骨盆后倾

图 2-69

（1）骨盆前倾

是骨盆位置偏移的异常现象，正确的骨盆位置为向前倾斜一定的角度。骨盆前倾最明显的症状是臀部后凸，以及虽然腰臀比、BMI 值（BMI 指数是身体质量指数，简称体质指数，是目前国际上常用的衡量人体胖瘦程度以及健康的一个标准）和体重都在正常范围，但小腹仍旧前凸。

当骨盆前倾时，腹部会向前突出，耻骨向下，坐骨向后、向上拉高，臀部后凸明显。出现这些症状的主要原因是骨盆受力失衡，部分肌肉过度紧张，部分肌肉松弛无力，被牵拉向前倾，常见于产妇。骨盆前倾可导致腰椎弧度变大，腰部应力集中，长期下腰痛等症状。同时，骨盆前倾影响全身脊椎的力量分布，可导致颈、肩肌肉疲劳后出现疼痛，也会导致下肢力线改变，出现髋、膝、踝关节处疼痛。

（2）骨盆后倾

当站立时，髂前上棘与耻骨联合连线所构成的平面在健康状态下应垂直地面。当骨盆后倾时，骨盆位置向后倾斜一定的角度，此时耻骨联合在髂前上棘的前方。

骨盆后倾是骨盆位置偏移的异常现象，具体指髂前上棘与耻骨联合连线所构成的平面，较正确的骨盆位置向后倾斜一定的角度。骨盆后倾会让坐骨向下，耻骨向上，腰椎向后突出，容易导致不同程度的小腹前凸，同时伴有驼背和腰部酸痛。

2. 骨盆侧倾

骨盆一高一低则是骨盆的侧倾，通常通过观察髂嵴的高度来判断骨盆的侧倾（如图2-70）。在正常情况下，两侧髂嵴是一样高的，如果有一高一低的情况，则表示出现骨盆侧倾。常见原因有腰方肌缩短、长短腿、腰椎或骶髂关节病变。这样的侧倾会出现骨盆两侧髂骨不同高度、长短腿、高低肩等现象，双腿并拢的时候可能膝盖还不等高。

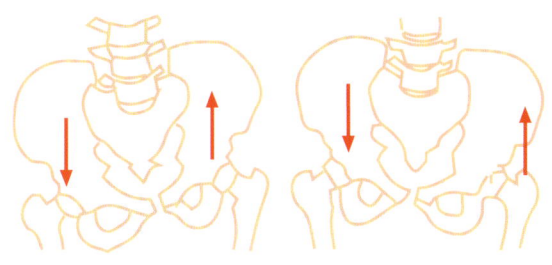

图 2-70

3. 骨盆旋转

骨盆旋转是以腰椎为中心进行旋转的，即单侧骨盆做内旋和外旋，以腰部为中心扭转躯干的动作。主要由臀大中小肌、髋外旋肌、阔筋膜张肌形成力线，向对侧旋转。旋转方向一侧的这些肌群处于紧张的状态。

骨盆旋转移位会导致走路出现旋转步态、左右步幅大小不一致，进而出现大小臀、下肢粗细不一致、胸廓代偿性旋转等问题。当骨盆总是向一侧旋转幅度较大时，由于人体的代偿与平衡机制，胸廓会倾向往另一侧旋转，长此以往会出现其他连锁反应，如肩胛骨不对称、单侧肋骨外翻等（如图2-71）。

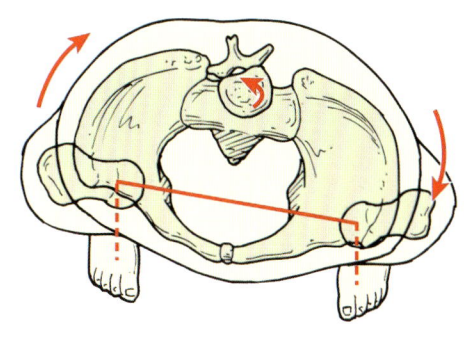

图 2-71

二、骨盆倾斜的形成原因

在现代人的生活方式中，很多常见的生活场景都会导致骨盆倾斜，而骨盆长期处于异常位置，会导致部分肌肉过度活跃和紧张，而另外一些肌肉则过度松弛和无力。

可以想象一下在拔河比赛时，如果一方力量更强，中间的彩带就会移向这一方。肌肉不平衡也是同样的道理，过度活跃的肌肉会把骨盆拉向自己，而过度松弛的肌肉又因为没有被激活或者力量不足，无法和这些肌肉对抗，所以导致骨盆倾斜。

引起骨盆倾斜的常见病因有先天性的发育异常、产道挤压及发育畸形，车祸、外伤、滑倒撞击，腰骶骨的先天异常，长时间的姿势和体位不正（如跷二郎腿），长期惯用一侧肢体（如惯用右脚踢球），肥胖等。在骨盆倾斜问题方面，女性比男性发病率高。除上述原因外，在妊娠、分娩后及围绝经期，女性骨盆韧带松弛，容易因轻度扭挫伤（例如踝关节扭伤）而诱发骨盆倾斜，长时间的坐卧姿势不良也易引发骨盆歪斜。

现实中往往存在下述多种现象叠加的状况，这使控制骨盆运动的肌群之间的不平衡变得更复杂，造成各种体态问题。

三、骨盆倾斜的危害

骨盆是人体的中心位置和核心区域，在人站立、坐、行走的时候都具有非常重要的作用。出现肌肉不平衡和骨盆位置异常之后，不但影响美观，而且会加重脊椎、下肢的负担，影响全身多处骨骼、肌肉的健康，造成腰椎、肩颈、膝关节疼痛等问题。

1. 影响脊椎

人体的正确姿势是在直立时，肩及骨盆水平平行及双下肢等长。在这种姿势下，身体的重力经过耳、肩、髋及外踝的中点，为自枕骨粗隆引至地面的垂直线。而习惯性的不良姿势，使身体的内外平衡受到破坏。由于骨盆在坐着、站立和弯腰时都是力学代偿的重要枢纽，因而骶骨的生理力学（呼吸时的屈伸）

也会受到很大的影响。

盆骨的位置是比较特殊的，它处于人体的中间部位，起着连接上半身脊椎和下半身双腿的作用。如果盆骨不正，那么在上半身承担重物的时候，脊椎就会往前面发生倾斜，负担的重物越重，脊椎的扭曲就越严重，稍不注意就可能导致脊椎变形。

骨盆倾斜会牵拉腰部周围肌肉向左右扩张，使得腰部神经受到压迫而引起腰痛。另外，从腰部通过后背一直到肩部的肌肉如果出现僵硬，会影响血液的流通，引起肩膀疼痛（图 2-72）。

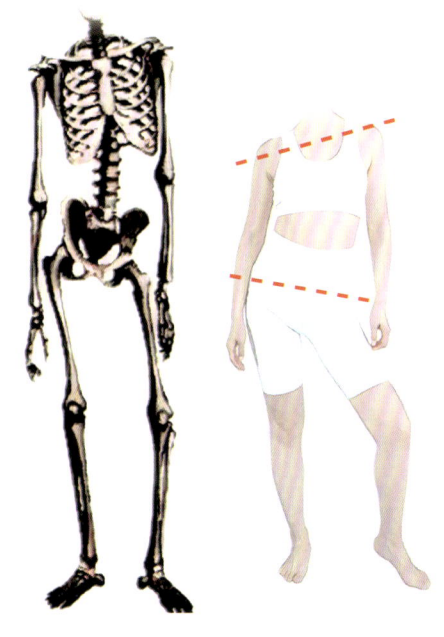

图 2-72

2. 影响骨盆形态、脏腑功能及体型

骨盆倾斜后，会导致骨盆变形、盆底功能减弱，引起内脏下垂、小腹凸起，以及臀部横向发展、下垂等，进而破坏身体曲线。另外，骨盆与脊柱、股骨及位于头后部的枕骨等骨骼联动，如果骨盆出现变形，这些骨骼也会随之产生移位而妨碍其发挥正常作用，不仅会影响腹部周围和臀部，甚至对全身的比例均

衡带来影响。骨盆变形会给髋关节带来负担,导致关节出现移位,形成X、O型腿。另外,由于骨盆倾斜会导致全身的倾斜,容易出现含胸驼背、塌腰、臀下垂等问题。

骨盆支持着腹部,具有保护内脏及生殖器官的重要功能。骨盆变形会影响盆腔内的脏器及生殖器官。骨盆倾斜可能导致子宫和卵巢以及阴道等器官的位置发生变位,大大地降低了受精的概率和胚胎能够正常生长的概率,在分娩的时候也会因盆骨不正而产生很多问题。骨盆倾斜使子宫、卵巢和肠胃等器官本来的形态受到压迫,以致体液流动的机能受到阻碍,甚至部分失去作用,出现肥胖、月经不调、痛经、妇科炎症、便秘等问题(如图2-73)。

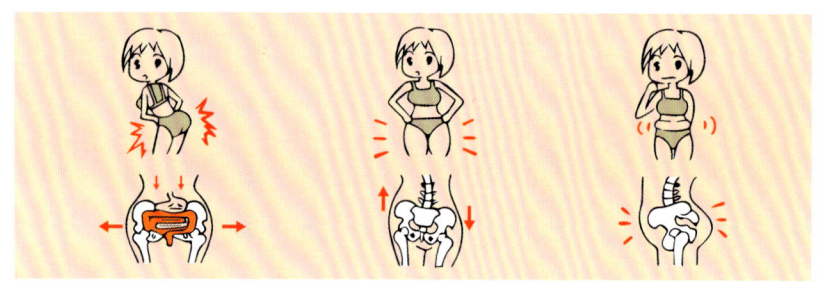

骨盆扩大使臀部变大　骨盆倾斜使下半部不平衡　骨盆前倾形成大肚腩

图 2-73

3. 影响面部美观和对称

在通常情况下,盆骨不正的人的脸部也会受到影响,因为左右肢体不对称反映在脸上,就会导致脸部出现不对称的情况。

骨盆向左,那么脊椎也会相应地向右旋转,这个转动不在腰椎就在胸椎,抑或是在颈椎。所以,骨盆的旋转就会带来腹部肌肉及筋膜往相反方向的旋转,肩膀就会带着头部向右侧旋转,进而影响到脸部的不对称(图2-74)。

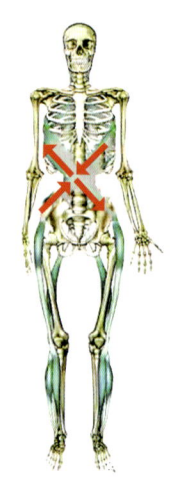

图 2-74

4. 产生其他亚健康问题

骨盆倾斜会影响人体的自律神经，导致人体容易出现慢性疲劳、体寒等亚健康问题。由于骨盆倾斜，血管受到压迫，阻碍了血液的循环流通。加之，原本在正常工作状态下产生并放出热量的肌肉会因骨骼的变形而拉长，这时肌肉会为恢复原有的状态而紧张起来，造成慢性疲劳。肌肉紧张、僵硬后，造成血液和淋巴液的流动不畅，身体就会出现发冷、畏寒等亚健康问题。

四、骨盆倾斜的检测

常见的骨盆位置异常的类型有骨盆前倾、后倾、侧倾、旋转。我们可以通过站立位的观察和卧位的检测，来评估骨盆倾斜的类型。

1. 骨盆前倾和后倾的检测

靠墙站立，观察腰部和墙面的空隙大小，正常状态为一个手掌的厚度。小于这个厚度，则为骨盆后倾；大于这个厚度，则为骨盆前倾（如图 2-75）。

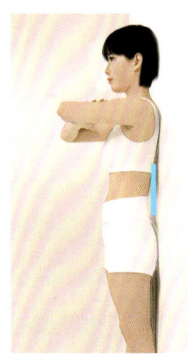 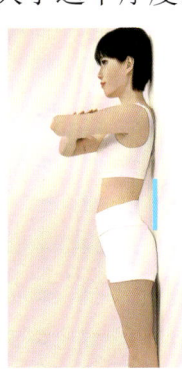 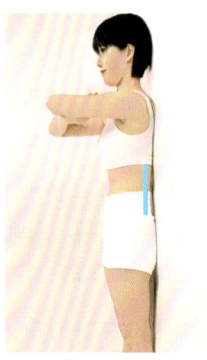

正常状态　　　　骨盆后倾　　　　骨盆前倾

图 2-75

找到髂前上棘和耻骨联合的位置，就可以采用这个更加精确的方法：

观察在自然站立时髂前上棘和耻骨联合的相对位置，如果在同一条铅垂线上，说明骨盆没有前倾或后倾；如果髂前上棘在耻骨联合之前，那么说明骨盆前倾；如果髂前上棘在耻骨联合之后，那么说明骨盆后倾。骨盆的前倾或后倾往往也伴随身体其他关节在矢状面（即前后）的代偿，比如圆肩探头、膝超伸等。

2. 骨盆侧倾的检测

触摸并标记两侧髂前上棘的位置，观察在正常站立时这两点的高度是否一致（如图2-76）。骨盆侧倾往往伴随身体其他关节在额状面（即左右）的代偿，比如高低肩、髋内外旋和膝内外翻等。

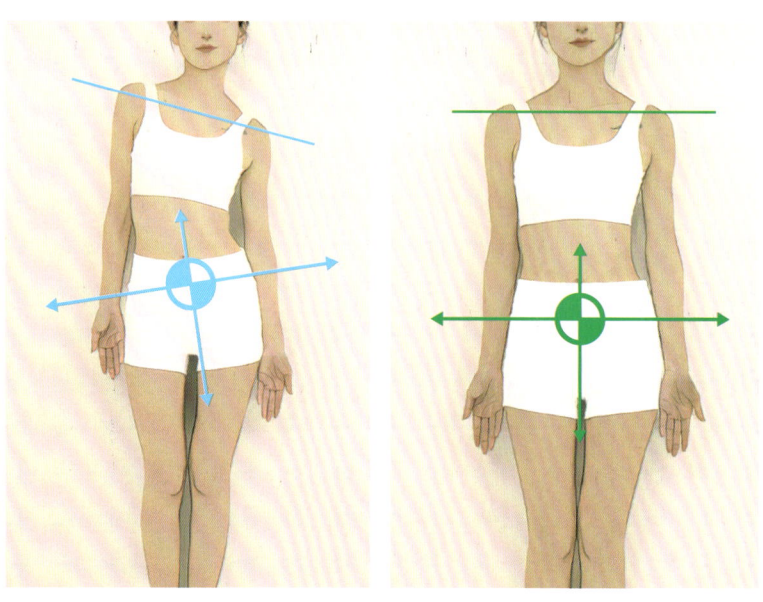

图 2-76

3. 骨盆旋转的检测

以最自然的站姿站立，观察两侧髂前上棘的前后关系、两脚脚尖的前后关系。若发现前后不一致，特别是伴随前脚内旋和后脚外旋时，说明很有可能存在骨盆旋转问题。图 2-77 为骨盆旋转时的下肢形态（俯视时顺时针旋转）。

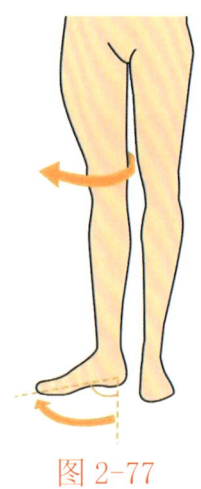

图 2-77

五、骨盆倾斜的康复训练

1. 骨盆前倾的康复训练

弓箭步，上身挺直，整个重心往前放，双手抬起向后上方伸展，增加拉伸幅度，保持 5～10 秒，两边各进行 2 次（如图 2-78）。

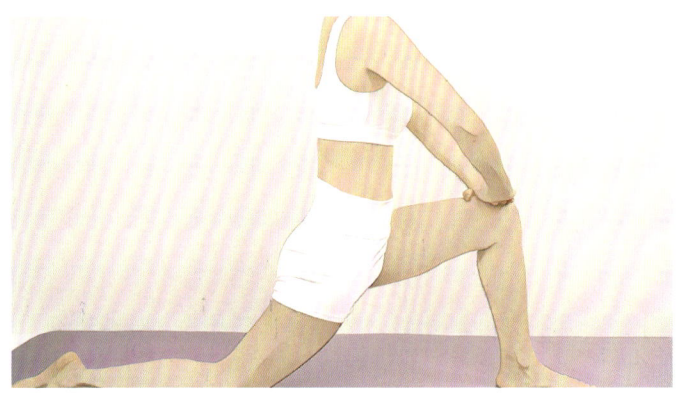

图 2-78

跪于垫上，双脚与髋同宽，背部平行于地面，手臂和腿都各垂直于地面。呼气，做骨盆向下卷动，只伸展腰椎，吸气，还原。在呼气时向斜上方伸展胸椎和颈椎，吸气还原。每次可保持 5～10 分钟，每天 1～2 次（如图 2-79）。

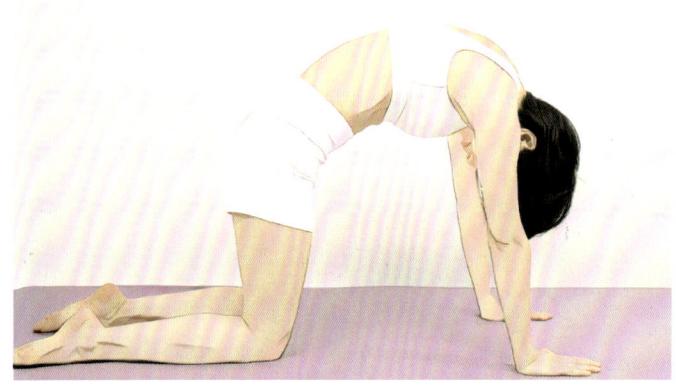

图 2-79

平躺在瑜伽垫上,双腿弯曲,双脚放在地上。然后抬起一条腿并伸直,用脚部发力,挺直臀部,使其离开地面。将臀部尽可能挺到高的位置后,稍事停留,然后慢慢将臀部放回起始位置,以上是一次完整动作,重复动作 10～15 个。一侧完成后,两腿交替,每次做 3 组(如图 2-80)。

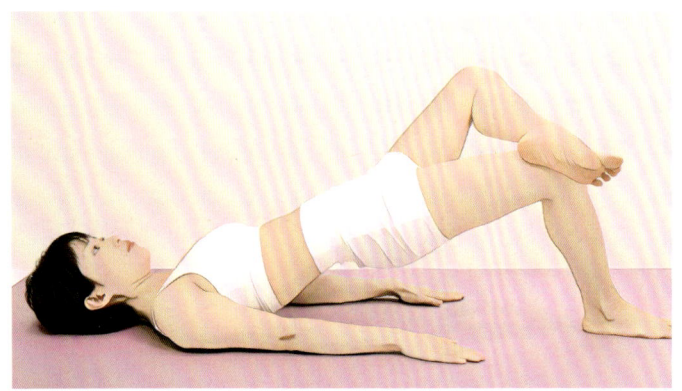

图 2-80

平躺在瑜伽垫上,膝关节弯曲,双手可交叉放于胸前,也可呈抱拳手势放于太阳穴两侧。慢慢向上弯起双肩和躯干,使其靠近膝盖。注意,要让背部弯曲,但不要试着抬起整个背部使其完全离开地面,只需向前呈蜷缩状态,让胸腔靠近骨盆即可。在动作的最高处,有意对腹部进行额外的挤压,以达到充分收缩。然后放松,放低双肩,回到起始位置。每组做 20～30 个,每次 2～3 组(如图 2-81)。

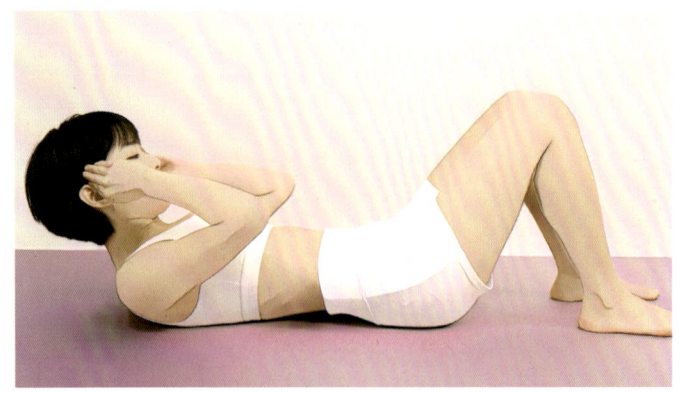

图 2-81

2. 骨盆后倾的康复训练

坐在瑜伽垫上，骨盆端正，脊柱立直，双腿伸直，双脚并拢；身体前屈，收腹，上背部饱满；双臂前伸，吸气抬腿向上离地，呼气落下，两侧交替抬腿。每组做 20 ~ 30 个，每次 3 组（如图 2-82）。

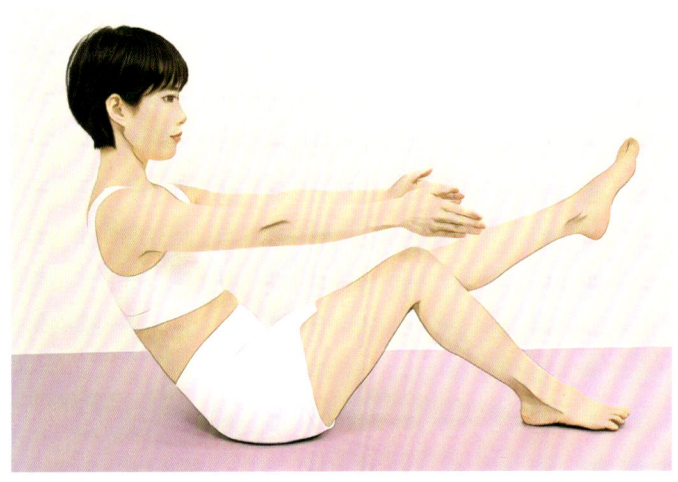

图 2-82

在瑜伽垫上采取俯卧位，面部朝下，双臂以肩关节为支撑点，轻轻抬起，手臂向上的同时轻轻抬头，双肩向后向上收起。与此同时，双脚轻轻抬起，腰骶部肌肉收缩，尽量让肋骨和腹部支撑身体，持续 3 ~ 5 秒，然后放松肌肉，四肢和头部回归原位休息 3 ~ 5 秒再做。每组做 20 ~ 30 个，每次 2 ~ 3 组（如图 2-83）。

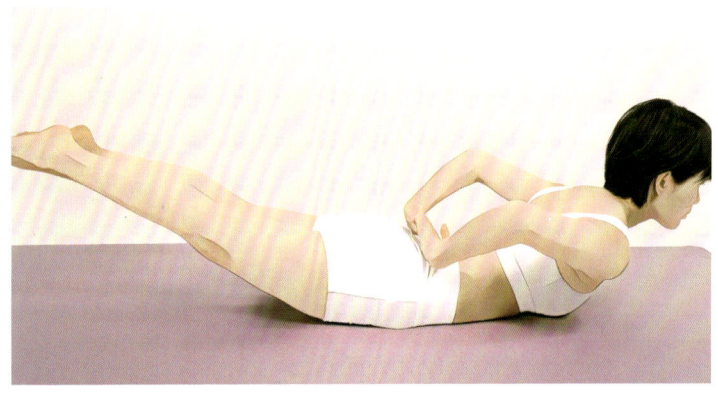

图 2-83

俯卧在瑜伽垫上，双脚分开与髋同宽，双手放在下肋骨旁边。伸展双腿并将脚趾向下压，以激活股四头肌。同时将外侧脚踝收紧到中线，手和脚向下压，吸气，伸直手臂并抬起双腿。双臂垂直于地面，双脚固定，双腿活动，将胸部向前向上拉。双手压实地面的同时将肩膀向后拉（如图2-84）。保持呼吸，然后放松，此动作每次可保持1～2分钟。

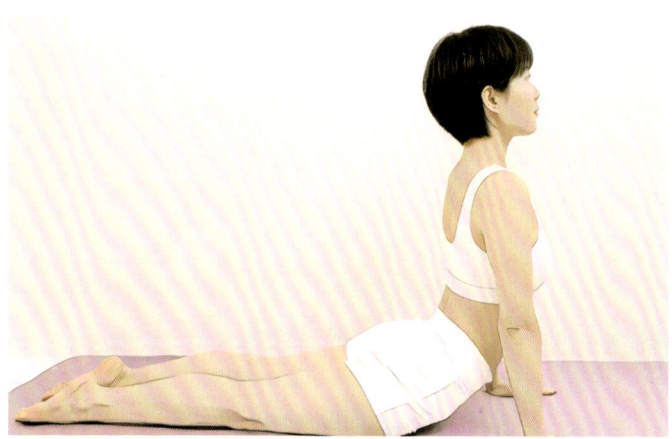

图2-84

仰卧在瑜伽垫上，双腿屈髋屈膝，一条腿架在另一条腿的膝盖上方，双手抱住另一条腿，然后往后拉，保持下背贴住地面，不要起来。当感到臀肌有被拉伸的感觉时，在此位置停留20～30秒，进行静态伸展，保持呼吸匀称，不要憋气，不要拉到疼，有明显拉伸感即可（如图2-85）。

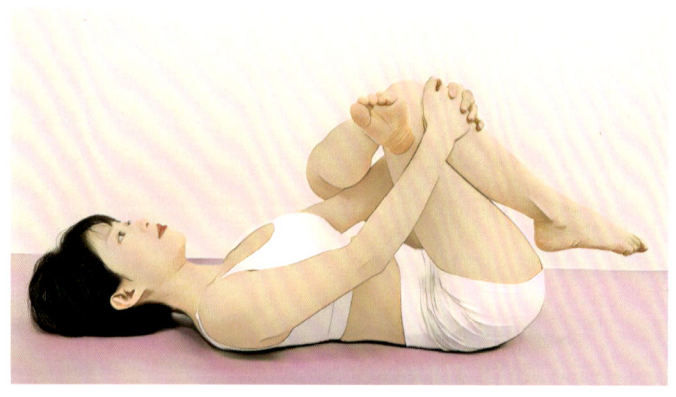

图2-85

3. 骨盆侧倾的康复训练

体侧屈，双手放在体侧地上。左手向左侧方滑出，上体左侧屈，右臂上举，随之向左侧摆振，反复向左侧屈摆 4 次，还原，换右侧做 4 次。侧屈时臀部不动，动作要做得慢而有节奏。体侧屈运动主要锻炼腰方肌，每组做 20～30 个，每次做 2～3 组（如图 2-86）。

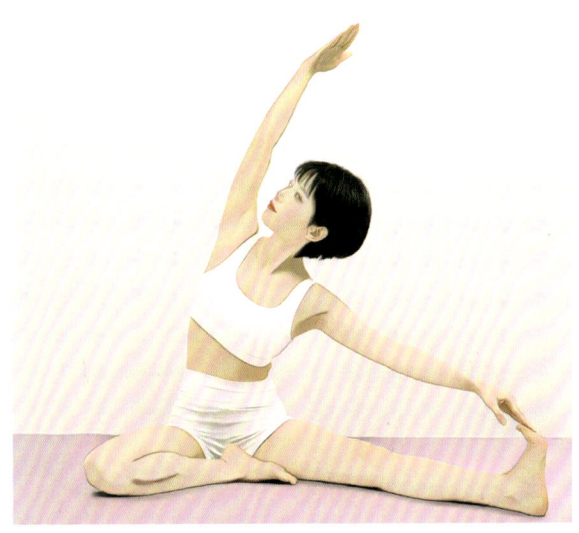

图 2-86

采取仰卧位，泡沫轴横置于腰部，双腿屈髋屈膝，脚掌支撑于地面，一手肘撑地，另一手置于头后，臀抬起离地，身体稍侧，利用屈伸膝关节用力，使泡沫轴在腰侧上下滚压，刚开始练习时会有疼痛感，可以每次滚动 30 秒，习惯后每次滚动 60 秒（如图 2-87）。

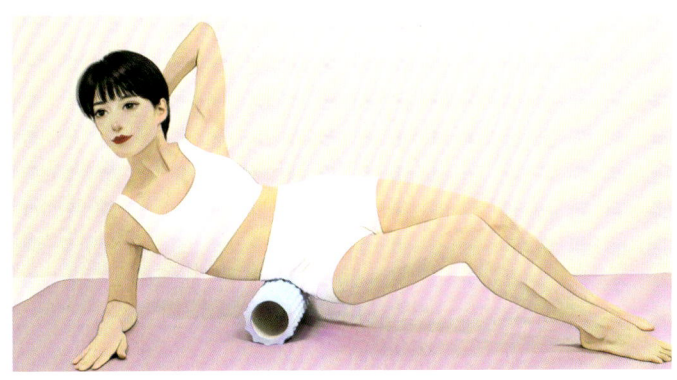

图 2-87

采取俯卧位，保持一个俯身的跪姿，一侧手肘与同侧膝盖撑地，另一只手辅助支撑身体向侧抬起另一侧腿，完成一个侧抬腿的动作。左右轮换，每组做20～30个，每次做2～3组（如图2-88）。

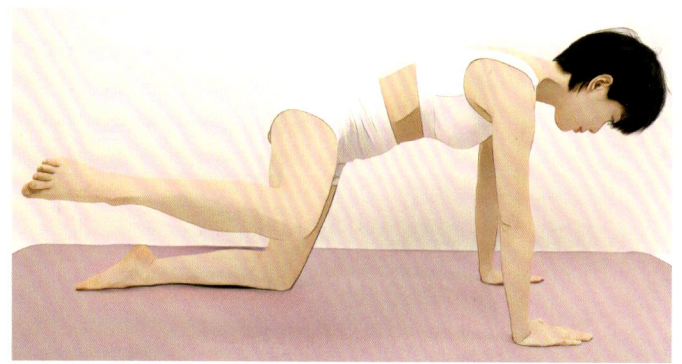

图 2-88

侧卧于瑜伽垫上，右臂伸直与躯干垂直放于垫上，左臂屈肘放在垫子上，用力将左肩拉近腰胯，稍停顿，下落时将左侧腹肌拉长，右侧腰腹始终贴紧地面，下落时吸气，卷腹时呼气。发力时，侧腹部有强收缩挤压感，速度越慢，收缩感越强，腰部始终放松，不应有紧绷感，左右两侧各进行20～30次，每次2～3组（如图2-89）。

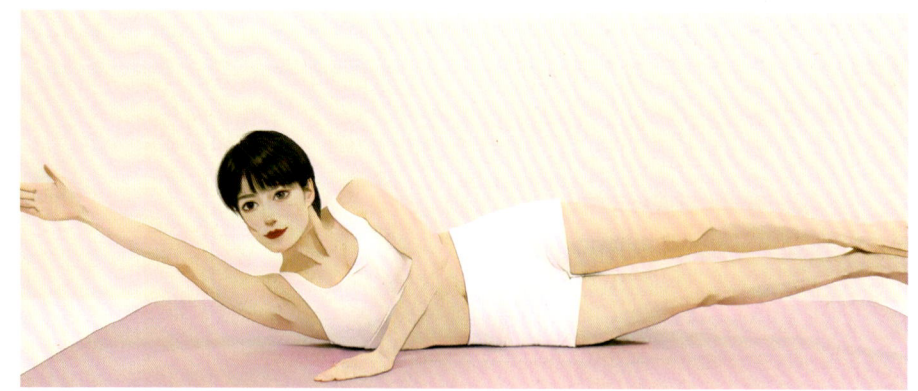

图 2-89

坐姿，左膝弯曲，左脚跟靠近会阴处，脚背贴地，右腿向后伸直，脚背贴地，双手放在身体两侧。吸气，让整条脊柱延展；呼气，双肩自然放松，指尖向下，持续拉伸。保持30～60秒，然后再练习另一侧（如图2-90）。

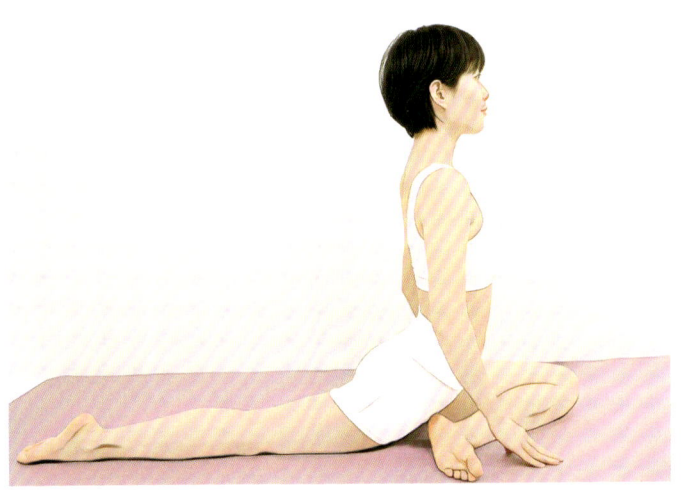

图 2-90

4. 骨盆旋转的康复训练

坐在瑜伽垫上,双腿并拢伸直,抬头挺胸,腰背挺直,双手放在瑜伽垫上。开始向上抬起双脚,身体也缓缓向后倾斜。一直向上举起双腿,直到身体呈"V"字后,向前展开双手。稳定后,将双手放于双腿两侧,继续保持稳定,保持30～60秒(如图2-91)。

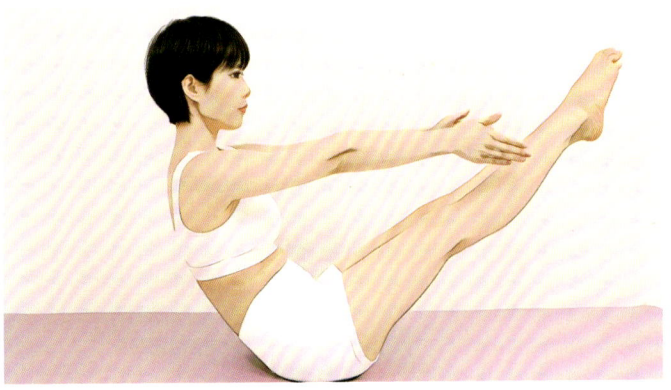

图 2-91

俯卧,双手支撑地面,肩膀和肘关节垂直于地面,双脚踩地,身体离开地面,然后以骨盆为中心分别向左右旋转身体,保持呼吸均匀,不要憋气,旋转至最大幅度,不要拉到疼痛,有明显拉伸感即可,每次1～2分钟,重复2～3次(如图2-92)。

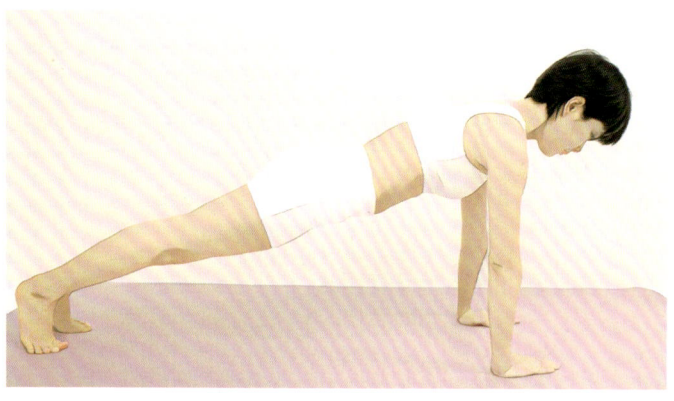

图 2-92

坐位,屈膝,右手固定于左膝关节,左手撑地,吸气保持,呼气做躯干旋转。每组做 15~20 个,每次做 2~3 组,左右交替训练(如图 2-93)。

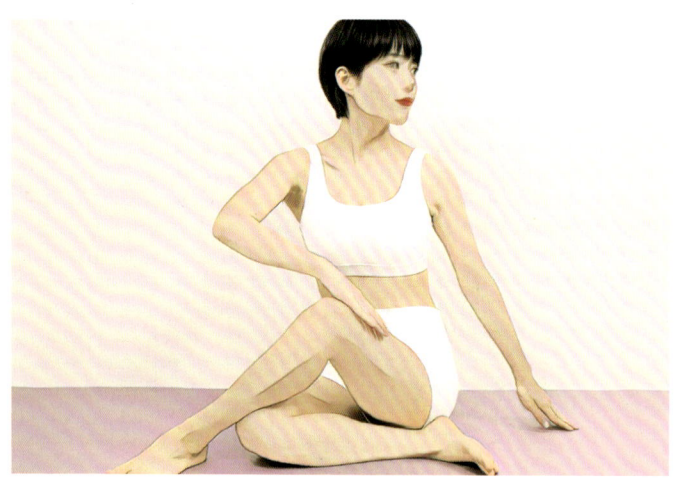

图 2-93

六、就医信号

骨盆倾斜是否需要就医,要根据青少年的骨盆倾斜程度来判断。如果是轻度的骨盆倾斜,可以通过上述康复训练动作来纠正,同时通过采取正确的坐姿、站姿或者减轻体重等方式达到自我纠正、自我恢复的效果,不需要就医。如果骨盆倾斜比较严重,造成局部压迫或者影响正常的生理功能,比如因骨盆倾斜严重导致的腰椎侧弯、腰骶部疼痛、跛行、腿麻或活动受限等,严重影响学习和生活,就需要及时就医,寻求专科医生的指导和帮助。

七、骨盆倾斜的预防

骨盆倾斜要注意改善不良生活姿势和习惯，尽量避免久坐，多运动，也要尽快改掉塌腰、撅臀、跷二郎腿、长期伏案这些不良习惯。这些行为都是导致骨盆歪斜的主要因素，改掉这些不良习惯，才能更好地保持骨盆平衡，具体如下：

1. 坐姿

生活中注意坐姿，坐立时，椅子的高度适中，保持膝盖与臀部同高，紧贴椅背或者脊柱挺直，与椅背保持一定距离，两脚能平踩地面为宜，不要坐得过高或离桌面太远，以防上身前倾或背部拱起。如果是坐在沙发上，不能全身瘫坐在沙发上或盘腿坐。

2. 站立、行走

长久站立时，应抬头挺胸，保持脊柱自然的生理弯曲，时不时换脚，同一姿势不要保持太久，特殊岗位除外。行走时，应收下颌、抬头、脚尖向正前方，但上下楼梯时不应采取此种行走姿势，否则容易损伤膝盖。另外，不要穿高跟鞋行走太久。

3. 睡眠姿势

在厚实的床垫上侧睡时，双膝略微弯曲。仰卧时，膝盖下方可垫一枕头。不要躺在柔软、中间下陷、无支撑力的床垫或褥子上。

4. 抬举姿势

抬举物品时，贴近身体，用腿发力，举物不要高过胸部，必要时垫以脚垫。抬较重物品时，找人帮忙，注意脚部平稳，避免中途重心失衡。抬重物时，切忌双腿直立，避免举物过肩。

第八节 X、O 型腿

一、什么是 X、O 型腿

X 型腿是一种常见的下肢异常形态，也称为膝外翻，是指两足并立时，两侧膝关节碰在一起，两足跟靠不拢，大腿小腿间都有缝隙（如图 2-94），走路出现两膝打架互碰的步态。它主要是由于先天遗传，后天营养不良，或幼儿时期坐、走姿势不正确所引起的一种股骨内旋、胫骨外旋的骨关节异常现象。

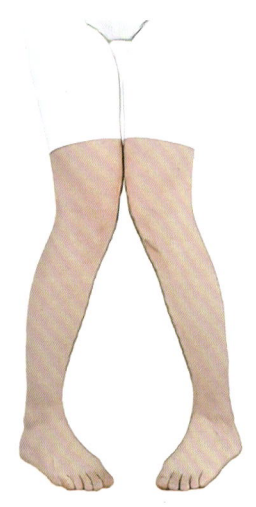

图 2-94

O 型腿也是一种常见的下肢异常形态，也称为膝内翻，是指在膝关节处，小腿的胫骨向内旋转了一个角度，故此称为膝内翻，俗称罗圈腿、弓形腿、箩筐腿，多见于儿童和青少年（如图 2-95）。膝内翻的定义并不是以内翻所成角的指向而命名的，而是以小腿胫骨的翻转方向命名的。膝内翻，其膝关节成角是指向外侧的，因此经常会被误称为膝外翻。它的形成原因跟 X 型腿有相似之处，也主要是由于先天遗传，后天营养不良，或幼儿时期坐姿、走路姿势不正确引起的一种骨关节异常现象，但 O 型腿是股骨外旋、胫骨内旋，这一点与 X 型腿刚好相反，我们要区分开来。

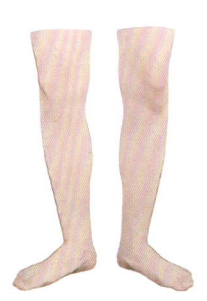

图 2-95

还有一种腿型是 X、O 型腿的混合，我们称之为 XO 型腿，也称小 O 型腿，指自然站立时膝盖和双脚均能并拢，但小腿不能并拢（如图 2-96）。

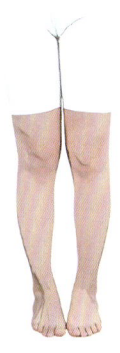

图 2-96

X、O 型腿可分为结构性和功能性两种。结构性膝外（内）翻是指因缺钙、佝偻病、软骨发育障碍、外伤、骨折等导致的关节、骨骼异常而诱发的膝外（内）翻，结构性外（内）翻较少见；功能性膝外（内）翻是指因不良姿势、习惯引起的下肢肌肉失衡，进而导致骨骼排列异常的膝外（内）翻，功能性膝外（内）翻较多见。

青少年的结构性膝外（内）翻多是由婴幼儿时期过早走路和使用学步车不当导致的骨骼发育异常引起的。结构性膝外（内）翻多需要手术治疗。青少年最常见的是功能性膝外（内）翻，多因不良习惯和姿势引起下肢肌肉失衡导致骨骼排列异常，常伴随着髋关节内收（外展）与踝关节外翻（内翻）。需要注意的是，长期的功能性膝外（内）翻可诱发骨骼应力的异常分布，最终导致结构性膝外（内）翻，大多可通过合适的康复训练进行有效的治疗和预防。

二、X、O 型腿的形成原因

1. 遗传或生理性因素

先天性的 X、O 型腿生理性因素导致的，这是由于孩子在母亲体内时双腿一直蜷缩着。一般由于此种原因导致的 X、O 型腿，在婴儿出生后自然伸展即可恢复。遗传性因素也会导致 X、O 型腿的发生，不过一般这种原因引起的并不常见。对于此种原因而导致的 X、O 型腿，后天可通过手术、手法和康复训练等方式来治疗。

2. 发育性因素

在身体发育时期，由于营养不良或肠道疾病等原因引起钙、磷等营养元素缺乏，骨骼发育障碍、骨变形或关节软骨发育不良，而出现膝外（内）翻的改变。这个时候要进行缺钙的相关检查，通过抗骨质疏松治疗或者抗缺钙的治疗，比如口服维生素 AD 或者钙剂之后，症状就会得到一定程度的缓解。如果不注意，就会造成佝偻病的发生，2～3 岁之后，小患儿在身体的重力下行走，由于骨质的软化，最终会发展成为因重力而造成的 X、O 型腿。

3. 不良体态和姿势导致的失衡性因素

骨盆倾斜、足弓失衡等长期的不良体态或不正确的用力习惯（比如长时间外八字走路或者经常盘坐、跪坐），容易导致膝关节内外侧副韧带张力不均衡，引起支配关节的肌肉力学失衡，长期的肌肉力学失衡会导致关节发生移位，从而形成膝外（内）翻。这种关节移位和大家熟悉的关节错位是完全不同的，关节错位表现为对应的两个关节面发生相对位移而失去正常的对应关系，关节移位主要表现为关节的旋转和关节间隙的异常，在膝关节表现为两脚平行并拢站立时髌骨向外（内）侧旋转，这是膝关节的整体旋转引起的，不是髌骨半脱位，只要关节得到矫正髌骨就会回到前方，在 X 线正位片上显示膝关节内外侧间隙不等宽，外（内）侧间隙明显变窄。

4. 外伤或其他疾病因素

下肢的骨折、外伤、小儿佝偻病、脑瘫、侏儒症等都可能导致膝外（内）翻。外伤引起外侧副韧带损伤等破坏了膝关节的稳定，也会导致O型腿，这在运动员中比较多见，一般需要手术修补损伤的韧带。佝偻病导致的X、O型腿大多通过科学、规范、合理的诊疗是可以恢复的。将佝偻病控制好，可以避免X、O型腿的反复和加重，治疗佝偻病后仍然遗留有比较明显的X、O型腿时，可以通过手术的方式来矫正。6岁以上的儿童可以进行手术，也可以在成年以后进行，手术有骨骼组织截骨矫形等方式。

三、X、O型腿的区别

1. 症状不同

X型腿是膝外翻，双膝并拢时踝关节不能靠拢，股骨内旋，常伴有踝关节背屈受限导致足外翻。O型腿是膝内翻，踝关节并拢时双膝不能靠拢，分为股骨内旋型和股骨外旋型两种情况。股骨内旋型特征：股骨相对胫骨向内旋转，膝盖向内，后侧腘窝向外，双腿间的O型上窄下宽，可能伴有膝盖超伸和内八字步态。股骨外旋型特征：股骨相对胫骨向外旋转，膝盖向外，腘窝向内，双腿间的O型较内旋型更圆，常伴有外八字步态。XO型腿的特征：大腿到膝盖位置能并拢，小腿外翻导致小腿中间空隙大，但脚踝能并拢，和X型腿相似（如图2-97）。

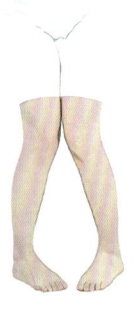
X型腿

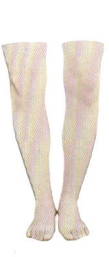
O型腿

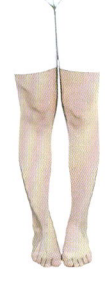
XO型腿

图2-97

2. 生物力学不同

X、O 型腿虽然都与营养、遗传、生活习惯相关，但生物力线原理不一样，X 型腿是由股骨内收、内旋和胫骨外展、外旋引起的，O 型腿是由股骨外展、外旋和胫骨内收、内旋引起的。

3. 严重程度的诊断标准不同

X 型腿与 O 型腿的诊断方法除了通过外形特点判断外，还可以通过下肢全长 X 线片来判断，而二者病变程度的判断有所不同。

四、X、O 型腿的评估诊断

1. X 型腿的评估分型

（1）功能性膝外翻判断

自然站立，双膝可碰到一起，而双足内踝不能靠拢，则为膝外翻（如图 2-98）。站立位时双膝并拢，用力夹紧小腿及双踝，膝外翻消失或明显改善，多为功能性膝外翻。

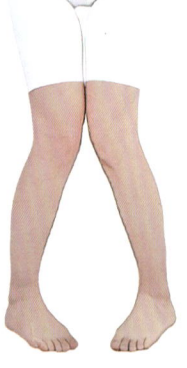

图 2-98

（2）膝外翻的严重程度判断

X 型腿通过常态踝距和主动踝距两项指标来判断膝外翻的严重程度。常态踝距是直立时两膝关节靠拢、双腿和踝部放松时，两踝部内侧的距离。主动踝距是直立时两膝关节靠拢、双腿和踝部向内用力并拢，两踝部内侧的距离（如图 2-99）。根据常态踝距和主动踝距的大小，膝外翻分为Ⅰ度、Ⅱ度和Ⅲ度。常态踝距在 3 厘米以下，主动踝距为 0，属于Ⅰ度；常态踝距在 3～6 厘米，主动踝距大于 0，属于Ⅱ度；常态踝距大于 6 厘米，属于Ⅲ度。

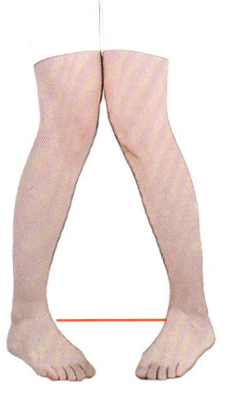

图 2-99

2. O 型腿的评估分型

（1）功能性膝内翻判断

自然站立，双足内踝能相碰，两膝不能靠拢，则为膝内翻。站立位时双脚并拢，膝盖放松（不要过度后伸），用力夹紧臀部、大腿内侧及膝盖，若膝内翻消失或明显改善，多为功能性膝内翻（如图 2-100）。

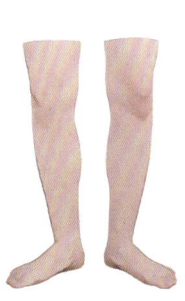

图 2-100

（2）膝内翻的严重程度判断

O型腿的严重程度常通过常态膝距和主动膝距两项指标来判断。常态膝距指的是直立时两足踝部靠拢、双腿和膝关节放松时，双膝关节内侧的距离。主动膝距指的是直立时两足踝部靠拢、腿部和膝关节向内用力并拢，双膝关节内侧的距离。根据常态膝距和主动膝距的大小，O型腿分为Ⅰ度、Ⅱ度、Ⅲ度、Ⅳ度，严重程度逐步加深。常态膝距小于3厘米，主动膝距为0，属于Ⅰ度；常态膝距小于3厘米，主动膝距大于0，属于Ⅱ度；常态膝距在3～5厘米之间，属于Ⅲ度；常态膝距大于5厘米，属于Ⅳ度（如图2-101）。

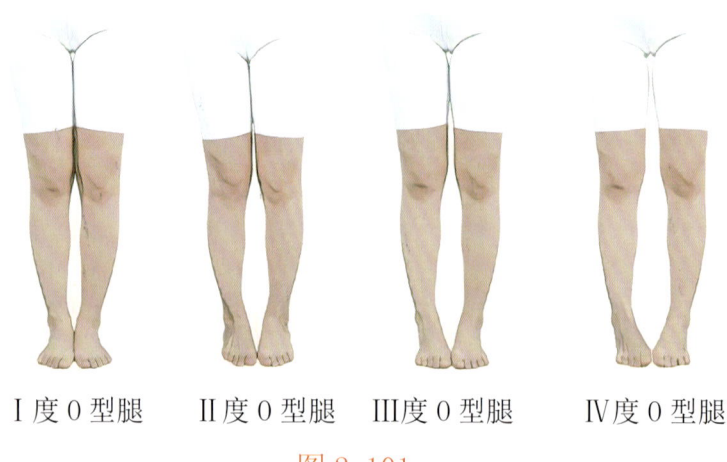

Ⅰ度O型腿　　Ⅱ度O型腿　　Ⅲ度O型腿　　Ⅳ度O型腿

图2-101

五、O型腿就是骨头弯曲了吗

不少人简单地认为O型腿（膝内翻）就是腿骨弯了，甚至一些非专科的医生也有这种外行的理解。

平时站立和走路时，O型腿的人都是腿外侧肌肉用力，内侧用不上力，因此腿部肌肉发育不匀称，往往外侧肌肉多，内侧肌肉少。这样，形成的腿部肌肉轮廓线就是弯曲的，给人的感觉就是骨头弯曲了。其实并不全部是骨头弯了，只有少数骨头是真正弯了。如果想判断骨头是否弯了，最直接的方法是拍X线片。部分失衡性O型腿由于同时伴随髋关节的外展移位，会导致双腿间的缝隙变大。

其实，膝内翻远不是这么简单。从专业文献中，我们可以看到，膝内翻分为骨质有改变的胫骨机械性内翻，以及软组织失衡导致的内翻。大部分人对后者还不了解，因此才会简单地得出结论，认为O型腿无法矫正。

骨质改变，通常通过物理方法是无法矫正的，但软组织失衡性的内翻是可以改变的。膝内翻的手术矫正，通过软组织平衡的方法可以矫正的度数占72.1%，能够很大程度地改善膝内翻。

六、X、O型腿的危害

1. 对健康的影响

正常的膝关节的压力是平均分布在关节面上的。而X或O型腿的人，由于膝关节外（内）翻，身体重量过多集中于膝关节外（内）侧关节面上。过度的压力和摩擦力会导致膝关节外（内）侧软骨面磨损、胫骨平台塌陷、继发性骨关节炎。膝关节的受力发生改变，导致身体负重力线发生改变，进而导致人体骨骼的各关节部位发生不同程度的偏移或错误，导致肌肉、韧带等组织发生各种慢性疾病。出现膝部、足踝部、足底部位的疼痛以及半月板的损伤，影响正常的行走活动，还会出现膝、髋关节过早退变，继发脊柱的退变，以及颈、腰部疼痛。

2. 对形体美观的影响

X或O型腿的人，由于身体两侧的"S"形曲线被破坏，原本笔直的腿部线条成为向内（外）膨胀的曲线，大小腿两侧肌肉不均衡，两条腿之间缝隙很大，显得胯宽，小腿弯、短，上下肢比例失调，腿失去了笔直的曲线，整个人也少了几分俊美和挺拔。

X或O型腿会使下半身稳定性变差，肌肉劳累，下肢循环异常及脂肪堆积，让腿变粗。同时，X或O型腿还会导致步态难看，由于身体重量过多集中于膝关节外（内）侧，在行走时不易保持平衡，容易摇摆，形成鸭子步。

3. 对心理的影响

腿部的畸形不仅影响健康与美丽，对爱美人士还会造成巨大的心理压力，影响人们自信和乐观的心理状态。

七、X、O 型腿的矫正

患者可以通过保守治疗（正骨整脊手法矫正、康复训练等）、手术矫正等方式治疗 X、O 型腿。如有原发疾病，一般需要治疗原发疾病，再观察 X 或 O 型腿的发展，确定是否需要手术或保守治疗。手术适合畸形程度非常重，或者已经并发骨性关节炎，出现关节疼痛的患者。手术的好处是被动治疗，矫正效果立竿见影，缺陷是手术大多需要截骨，痛苦和风险大。

对于功能性的 X、O 型腿，可采取保守治疗，保守治疗的依从性相对较好，不良反应相对小，没有手术创伤。保守治疗就是选用正骨整脊手法来矫正，增加钙的摄入，以适当的康复训练来辅助，同时要调整走路姿势，以恢复腿型。如果青少年的 X、O 型腿问题较严重，出现关节疼痛或关节活动受限等症状，严重影响学习和生活，就需要及时就医，寻求专科医生的指导和帮助。

八、X、O 型腿的康复训练

腿型改变不是突然出现的，矫正也需要时间，更需要兼顾整个下肢去调整，短期内看不到明显效果是正常的。X、O 型腿是长期不良习惯积累的后果，因此矫正训练不能太着急，一定要持之以恒。

1. X 型腿的康复训练

X 型腿常伴有足外翻，长时间会导致扁平足，引发各种疼痛，在矫正腿型过程中，要激活足底肌肉，维持足弓，再通过髋外旋肌群的训练，矫正股骨内旋导致的 X 型腿。

（1）髋外展肌群激活

侧卧屈膝，肘关节支撑，腹部发力顶起身体，抬起一侧腿收紧臀部。每组 30 秒，每次做 3 组（如图 2-102）。

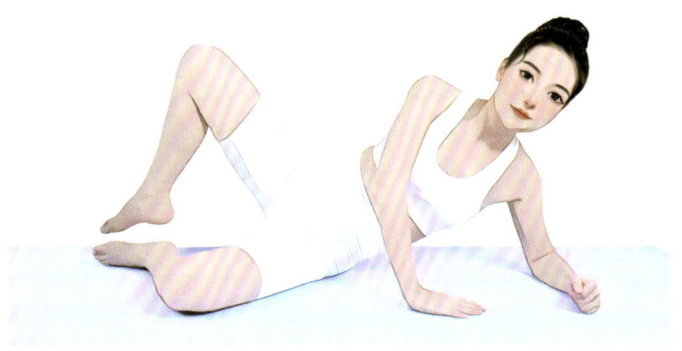

图 2-102

（2）足弓激活

脚趾抓毛巾，采取坐位或站立位；用 5 个脚趾抓起一条毛巾，足弓保持抬高。每组做 30 个，每次 3 组（如图 2-103））。

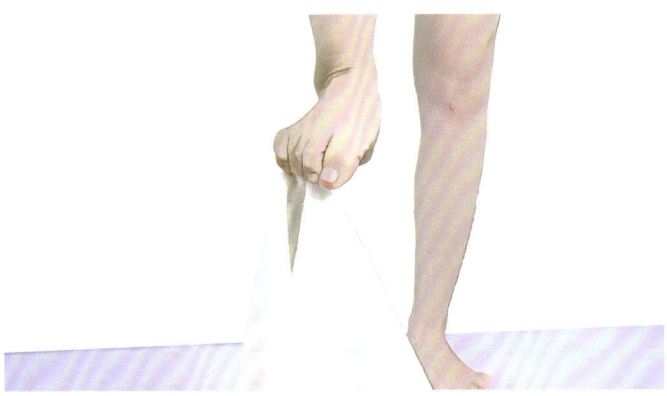

图 2-103

2. O 型腿的康复训练

（1）股骨内旋型

股骨相对胫骨向内旋转，膝盖向内，后侧腘窝向外，双腿间的 O 型上窄下宽，可能伴有膝盖超伸和内八字步态。通过松解内收肌群减少股骨向内侧的旋转程度，增加髋关节外旋肌群将股骨外旋，内外平衡让股骨回归正位，调整股骨内旋型的 O 型腿。

内收肌拉伸：身体坐直，屈膝相对，身体向前趴，感受大腿内侧的拉伸。每组 20 秒，每次 2 组（如图 2-104）。

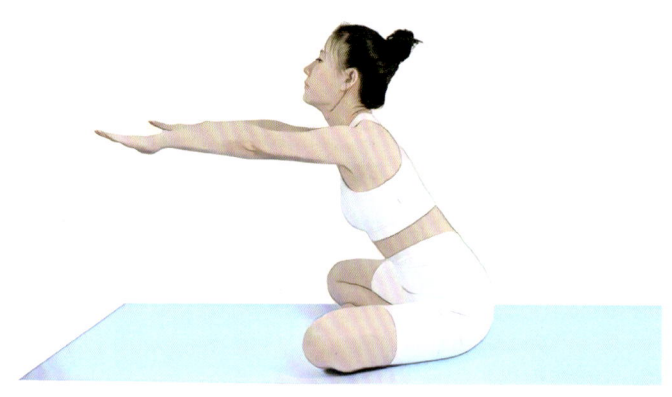

图 2-104

髋外旋肌训练：身体侧躺，屈髋屈膝，脚跟并拢，身体和骨盆保持与地面垂直，臀部用力向上抬起，膝盖像蚌壳一样打开。每组 15 个，每次 3 组（如图 2-105）。

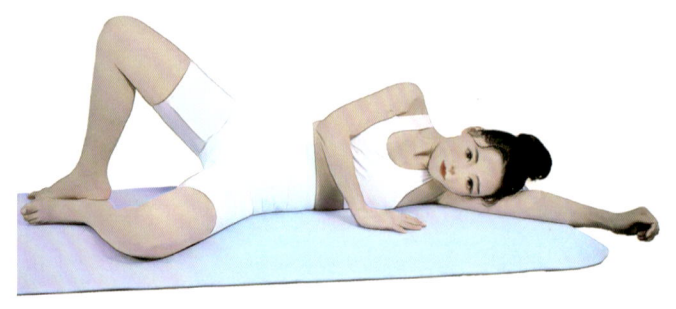

图 2-105

（2）股骨外旋型

股骨相对胫骨向外旋转，膝盖向外，腘窝向内，双腿间的 O 型较内旋型更圆，常伴有外八字步态。髋关节外旋肌群过紧、内收内旋肌群无力，导致股骨过度外旋，通过放松紧张肌群和增加薄弱肌群的训练来平衡股骨内外侧拉力，调整股骨外旋型 O 型腿。

放松臀肌：趴在瑜伽垫上，一侧腿向后伸直，一侧腿向前弯曲膝关节，手臂向前延伸，拉伸臀部。每组 20 秒，每次 2 组（如图 2-106）。

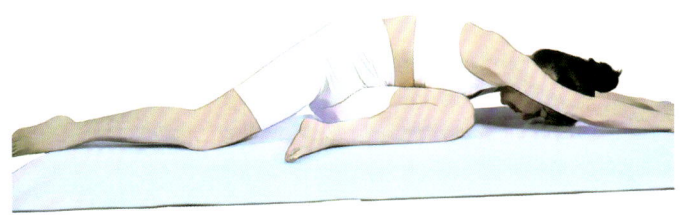

图 2-106

放松髂胫束：侧躺在泡沫轴上，肘关节支撑，上方腿放在泡沫轴前支撑，前后移动身体。每组2分钟，每次2组（如图2-107）。

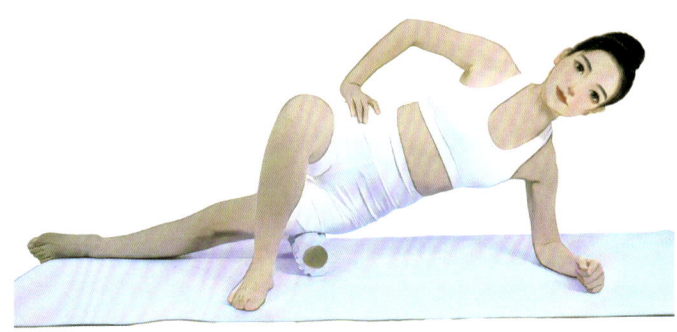

图 2-107

臀桥夹球：仰卧位屈膝屈髋，找一个瑜伽球或者抱枕夹在膝盖处，收紧臀部顶起身体，大腿内侧用力夹住瑜伽球。每组1分钟，每次3组（如图2-108）。

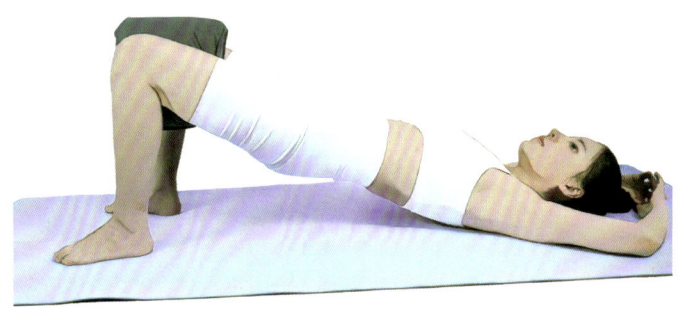

图 2-108

3. XO 型腿的康复训练

XO 型腿的特征是大腿到膝盖位置能并拢，小腿外翻导致小腿中间空隙大，但脚踝能并拢。XO 型腿大腿股骨的矫正和 X 型腿一样，不过要注意 XO 型腿的小腿是内旋的，要增加小腿胫骨外旋的力，就是股二头肌的和外旋肌群的训练。如果伴有足外翻，也要参考上面的足弓训练。

（1）股二头肌训练

仰卧位屈膝，抬起一侧腿，收紧臀部，大腿后侧用力顶起骨盆。每组 12 个，每次 3 组（如图 2-109）。

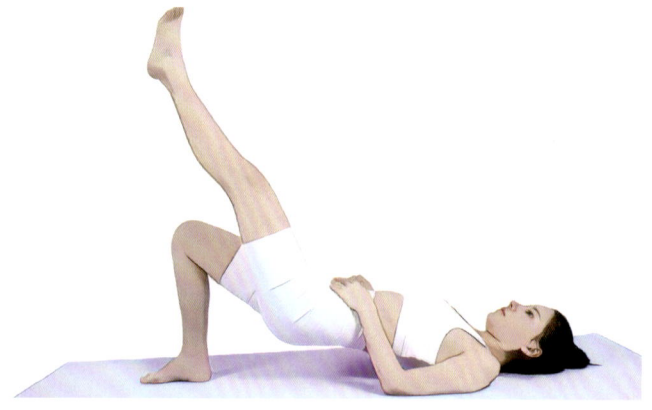

图 2-109

（2）内收肌训练

两脚分开略宽于肩，脚尖外展，两手拖住哑铃，身体向后向下蹲，大腿内侧用力。每组 18 个，每次 3 组（如图 2-110）。

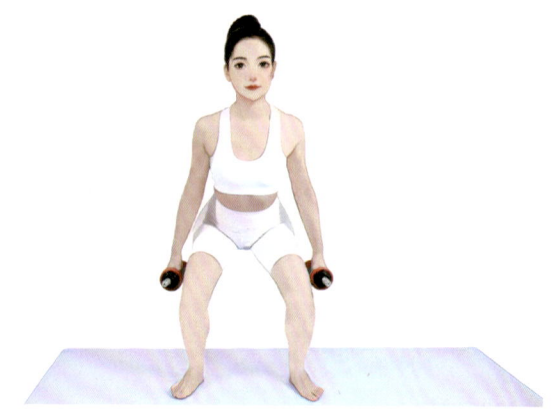

图 2-110

4. 可配合使用矫正鞋垫

腿形的改变是身体受力失衡的原因，青少年要纠正错误重心着力点。而矫正鞋垫正是基于此种原理，通过独特的设计纠正脚部受力的方式，来调整身体的受力平衡，增加脚踝压力，达到纠正腿形的目的。矫正鞋垫价格低廉，使用便利，因此，在必要的情况下，青少年可以配合使用矫正鞋垫帮助矫正X、O型腿。

九、如何预防X、O型腿

在孕期，胎位位置、羊水多寡、胎次、胎儿大小、压胎现象等，都可能会对胎儿腿形有影响。宝宝的腿形可能因为长期弯曲，导致一出生就有呈现O型腿的现象。宝宝出生后，"内翻变化、外翻足"则是最为常见的腿形异常现象。一般儿童成长到1.5岁至3岁间，腿形的发育会逐渐转变为外翻（外观看起来为X型腿）。

除非腿部弯曲的角度真的过大，否则都可以视为生理上的异常，随着年龄的增长，会趋于正常，家长不用过于忧虑。不过，有些家长还是很担心，很怕孩子因为不好看的腿形影响日后的走路姿势，也担心有其他腿部疾病。若想知道孩子的O型腿是否真的严重到需要治疗的程度，可以去医院做一些检测，如利用X线片检查膝盖弯曲的角度是否过大，否则只需持续观察即可。

若宝宝腿部弯曲的角度没有变大，但是随着年龄增长，合并出现其他问题时，例如，到了2岁时走路还是经常跌倒，可能就需要考虑宝宝是否在粗大动作上的发展较为落后。另外，少部分有X、O型腿的宝宝是因为家族遗传因素。如果爸爸妈妈的腿形有X或O型腿的现象，孩子出现类似的情况属于正常状况，不需过于惊慌。

内八、外八并不是一个综合征，有时会合并出现很多问题，除了生理性的问题之外，也有可能出现其他病理性上的问题。很多宝宝刚出生时，脚部可能呈现内八的姿势或整个足部翻到身体中心内侧的情形。有时候，宝宝的脚会自动恢复到正常位置，或用手指头轻轻一拉，脚也有可能回到正常位置。若宝宝的脚可以轻易回到正常位置，就是属于生理性内、外翻足。有经验的医师看到刚出的生宝宝的腿形有些微异常，通常会实施处理，轻轻地推一下，利用外力矫正，就可以帮助宝宝的脚恢复到正常位置。

家长随时注意孩子的腿形，"自然观察比一切都重要，能第一时间了解是否有异常的情形"。除了依靠医师的专业检查之外，要注意几个重点，掌握首要时机矫正宝宝腿形：

主观感受：宝宝叫痛的时间是不是很频繁。

外形上的变化：宝宝走路姿势很奇怪等。

功能上的表现：宝宝常常跌倒、没走几步路就喊腿酸等，都是家长平日可以观察的。只要发现宝宝不对，家长就带至小儿专科检查，才是最正确的做法。

了解宝宝的整体发展及变化，才是最重要的。很多腿形异常及疾病，对孩子的整体发展来说，只是一个过渡期，重要的是，家长是否了解孩子应有的发展及变化。在孩子的正常发育过程中，可能出现生理性内翻或外翻的现象。孩子下肢会经历一个从"O型-X型-变直"的生理过程，这一过程一般有一些特点，2岁以内的孩子因受身材比例问题、经常用尿布及体重平衡等因素的影响，下肢通常会偏向O形；2～4岁的孩子因受到生长、负重与姿势改变等因素的影响，下肢又会逐渐偏向"X"形；4～7岁的孩子双下肢会从"X"形逐渐变直。健康孩子出现这种生理性的内、外翻，没有任何病症，不需治疗，在发育过程中可以自行矫正。

对于因佝偻病造成的膝内、外翻畸形，则需对症治疗。这种患者的骨骼比较软弱，易受外力影响而变形。为防畸形加重，症状较轻的患者，可以适当晒太阳（以促进维生素D的合成），服用鱼肝油和钙片，加之以手法整复。

在日常生活中，要让孩子形成好的生活姿势和习惯，避免导致孩子腿形的问题，具体如下：

尽量避免趴睡。虽然没有直接证明趴睡会对孩子的腿形造成不良影响，但当孩子趴睡时，会让脚踝呈内翻或外翻状，长时间下来，也可能影响腿形。

避免跪坐。一些正在学爬或是学走路的孩子，可能会出现爬一爬就坐起来的情况。当孩子跪坐时，脚大多呈外翻状。这时候，家长最好尽量帮孩子移动脚型，帮他恢复到正常状态，避免让他跪坐。

正确坐姿与错误坐姿：应让孩子盘腿坐。很多孩子喜欢跪坐，会让腿形成"W"形，这样是错误的坐法。

总之，想要让孩子有强壮的身体及骨骼，均衡营养、运动是永远不变的方法，很多家长买了加强骨骼功能的营养品、补给品，效果却不如多运动及补充充分的营养。我们特别建议，舍弃昂贵的营养品，回归最自然的方式，保持正确的生活方式，就可以得到健康的体魄。

第九节 扁平足

一、什么是扁平足

扁平足指足纵弓降低或消失，有外翻畸形，站立时足弓塌陷，内缘接近地面，足纵弓及横弓较正常人角度大。凡足印实体超过标准线（足跟至足第三趾中点连线）即为扁平足（如图2-111）。平足症是指足内侧纵弓平坦，负重力线不正常，出现疲乏或疼痛症状的足扁平畸形。临床上既有扁平足体征，又有主观感觉疼痛不适，并排除其他疾患如结核、肿瘤，称为平足症。平足症是一种严重影响青少年生活、运动的疾病。

扁平足多见于过度负重或长期站立者，因维持足弓的韧带及肌腱过度劳损松弛所致。少数病例为先天性，多见于青少年，女性多于男性。临床表现为足部肿胀及疼痛，站立或行走后尤为严重。可用手法矫正、矫形鞋、康复训练、手术等治疗。

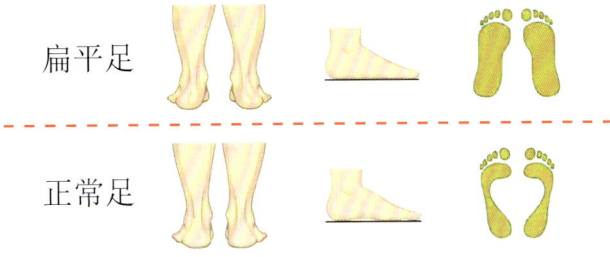

图 2-111

二、扁平足的形成原因

扁平足可以是先天的，也可以是后天的。儿童的足弓常常在 4～6 岁形成，大部分儿童及青少年平足是先天性的。成人平足可能是儿童平足的延续，也可能是其他原因继发引起，导致足弓塌陷造成的。有症状的成年人继发性扁平足称为成人获得性平足症。引起继发性足弓塌陷的原因有很多，如关节退变、创伤、糖尿病、类风湿关节炎、神经性病变、肿瘤、胫后肌腱功能不全等。

三、扁平足的症状及分型

临床上，扁平足分为姿势性平足症和痉挛性平足症。

姿势性平足症：为初发期，足弓外观无异常，但行走和劳累后感到足疲劳和疼痛，小腿外侧踝部时感疼痛，足底中心和脚背有肿胀，舟骨结节处肿胀及压痛明显，局部皮肤发红，足活动内翻轻度受限。站立时，足扁平，足外翻。经休息后，症状、体征可消失。

痉挛性平足症：常发于青壮年，部分由姿势性平足处理不当发展而来。主要为站立或行走时疼痛严重，呈八字脚步态。腓骨长肌呈强直性痉挛，足内、外翻和外展活动受限。足跟变宽，足底外翻，跟腱向外偏斜，前足外展，舟骨结节完全塌陷，向内突出。严重者足部僵硬，固定于外翻、外展和背伸位，活动明显受限。即使长时间休息，症状也难改善。部分病人可继发腰背痛及髋、膝关节疼痛。

临床上根据病情的严重程度，还可以将平足症分为三个类型，但均要在负重时观察足纵弓的改变：

①轻型：足纵弓降低。

②中型：足纵弓消失。

③重型：足纵弓消失，并有足内侧缘凸起，距骨头移位至足跖侧即内踝的前下方。患者有时出现跟腱短缩及后足外翻。

四、扁平足的矫正和保健

无论扁平足处于何种阶段,首先均可考虑采用非手术治疗方法,如出现疼痛症状时,应尽量减少患肢活动,及时休息,在专科医生指导下进行手法矫正、康复训练,以及改变活动、生活方式等,必要时还可穿戴矫形支具或矫形鞋垫。手法矫正应由专科医生进行,家长可以适时给孩子做家庭保健推拿和督促孩子进行康复训练,以缓解和改善孩子扁平足。

1. 家庭保健推拿

孩子双足放松,家长用双手拇指按揉孩子足底,明显压痛点处,可用双拇指叠加按揉。每次按揉 5～10 分钟,每日 1～2 次(如图 2-112)。

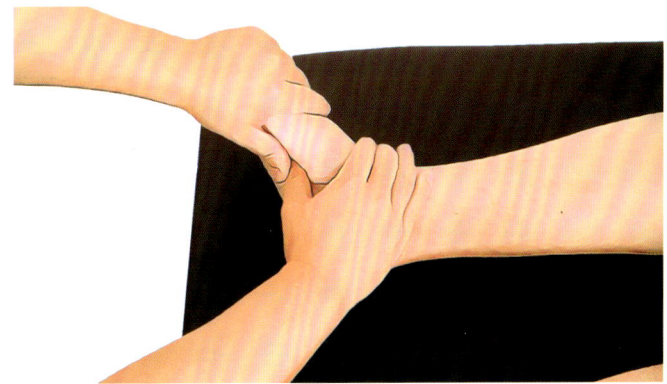

图 2-112

2. 康复训练

(1)足底部肌肉力量训练

扁平足患者通常容易诱发足底部疼痛,孩子需通过足底肌肉力量训练,改善局部稳定性,一般可通过脚趾抓毛巾的方式进行训练(如图 2-113)。

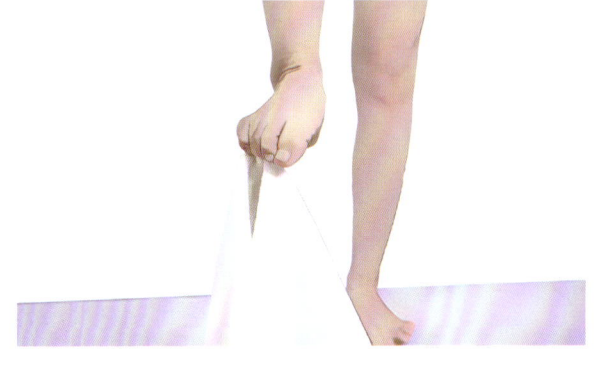

图 2-113

（2）运动牵伸

扁平足患者易出现足底筋膜紧张，要注意适当牵伸，比如双脚在一前一后状态下进行牵拉，也可通过脚底踩泡沫轴的方式进行牵伸放松（如图2-114）。

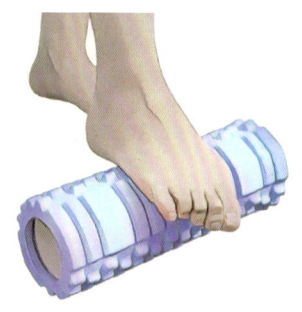

图 2-114

（3）足底关节活动度训练

扁平足患者易引起足底部关节活动受限，孩子可考虑通过主动或被动活动脚趾各关节的方式，如弓脚背、向下弯曲脚趾、脚趾与地面平行方向转动，进行活动度训练（如图2-115），防止产生运动功能障碍。

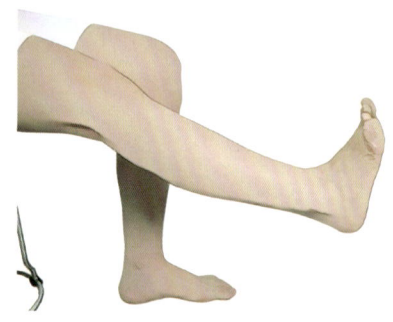

图 2-115

3. 矫形鞋

平足矫形鞋的作用是矫正重力线的位置，使重力线偏离足弓，减小对足弓的压力。要求鞋底内厚度侧稍高于外侧，使脚外侧受力多一些，降低内纵弓的压力。近年出现的负跟鞋，鞋底是前高后低的，在此基础上又将重力线后移，使重力线移动到承重能力最强的足跟，可以最大程度地减轻足弓压力。

4. 手术治疗

如果扁平足患者症状较重,影响生活质量,且保守治疗无效,或者扁平足畸形出现进行性加重时,可考虑手术治疗。主要的手术方式包括软组织转移修复术、骨性手术和距下关节制动术。

五、扁平足的注意事项

◆如果有体重过重的情况,需要进行减肥锻炼,以减轻足弓的负担。要控制体重、劳逸结合,在医师指导下进行足踝部功能锻炼。

◆日常需避免穿不合脚的鞋子。选择一双带有较硬且稳定鞋帮和有良好足弓支撑的鞋子,并且最好不要有鞋跟。

◆当平足症者出现疼痛症状时,需要及时休息,减少活动。适度运动或行走后应及时休息,还可进行足底按摩。

◆大部分扁平足患者的日常生活不会受到影响,无须治疗,不过仍需注意是否出现明显症状,如疼痛或扁平足畸形显著加重等,必要时需及时就医,在医师指导下对扁平足进行合理的治疗。

◆可以通过加强足部肌肉强度的锻炼起到对扁平足的预防作用,如用脚趾拾取弹珠或鹅卵石,踮起脚趾走路等。

六、扁平足的防治

产生扁平足的原因有先天性与后天性两种。先天性扁平足是由于距骨畸形造成韧带松弛;后天性扁平足的足骨并无异常,常因体重过重,行走习惯不良,长期站立或负重过多,或重病后活动太早等原因,使足部肌肉和韧带松弛萎缩,最后形成扁平足。一旦发现孩子有扁平足,应采取如下措施来预防和治疗:

◆幼年时应开始锻炼足部肌肉,赤足在沙滩或草地上行走,屈曲足趾,足底外缘着地步行,有利于锻炼足部外侧肌肉和韧带。

◆热水浸足，可以促进足部血液循环，并以足趾抓取圆珠，以锻炼足部肌肉。

◆避免长时间站立或负重，站立时要经常变换体位。

◆穿矫形鞋，这种鞋底内侧一半较外侧厚2～3厘米，鞋后跟内侧一半延伸至足心，并较外侧厚0.5厘米，这样可使负重力线由足内缘外移。

◆跟腱过紧的孩子，可以用手法矫正，让孩子仰卧，伸直膝关节后，逐渐把足内翻、背伸，可使跟腱放松。每次3分钟，每日2次。

第十节 青少年增高

一、影响青少年增高的因素

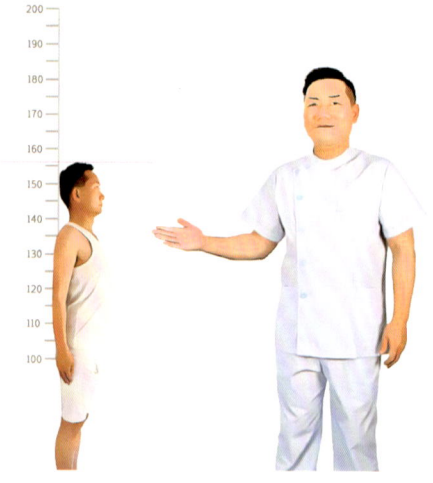

图 2-116

1. 营养

身高是头、脊柱和下肢的总和，是反映骨骼，特别是长骨生长的重要标志。当摄入的营养不能满足骨骼生长需要时，身高增长的速度就会变慢。维生素D、钙和磷与骨骼生长关系密切，碘和锌不足，也会造成个子矮小。因此，要注意青少年的营养是否全面。

2. 睡眠

脑下垂体分泌的生长激素是刺激青少年生长的重要激素。人体生长激素的分泌在一天内是不平衡的，其睡眠时的分泌量高于觉醒时。青少年每天所需睡眠时间，个体差异较大，如果有的青少年睡眠时间较少，但精神、情绪和生长发育正常，也不必强求。

3. 运动

运动能促进血液循环，使骨骼生长加速，骨质致密，促进身高的增长。青少年不应过久地坐着，久坐会影响下肢发育。应经常锻炼身体，多进行体育运动，也是增强体质的一个重要方式。

4. 疾病

很多疾病都会影响青少年的身高增长，一般急性病仅影响体重，慢性病则能影响身高。如经长期测量观察，青少年的身高始终低于同年龄人平均身高的10%以上，则称为生长迟缓；低于30%以上，则属异常，应及时诊治。

5. 遗传和性别

遗传也许是更多父母担心的问题，但不可避免的是会有一部分青少年的身高受遗传和性别的影响。

6. 生活环境、气候地区

在我国北方生长的孩子普遍要高于南方的孩子，平均身高要高一些。

7. 体态因素

头前伸、高低肩、含胸、驼背、脊柱侧弯、骨盆倾斜（前倾、后倾、侧倾、旋转）、扁平足等不良体态都会导致青少年生长发育受阻，是影响长高的重要后天因素。如果知道怎么保持身体的站姿、坐姿，怎样让脚踝、膝盖、髋部、腰部、肩膀、耳垂成一条直线……那么，青少年的身高就会增加一点。

二、长高的征兆

青少年对于长高几乎是没有感觉的。因为这主要是成骨细胞在不断地分泌骨基质,这样骨头就会不断地变长,但这只是很轻微的改变,可能一个孩子每天只有几微米或者零点几毫米的生长变化,并不是很明显,因此很多孩子都没法感觉到。在长高的时候,孩子会稍微感到骨骼部分出现轻微的酸痛(也有部分孩子疼痛感比较强烈),这是孩子自身能感受到的变化,这就是我们俗称的"生长痛"。

"生长痛"是指儿童的膝关节周围或小腿前侧疼痛。这些部位没有任何外伤史,活动也正常,局部组织无红肿、压痛。检查之后,孩子患有其他疾病的可能性被排除,即可以被认为是"生长痛"(如图2-117)。

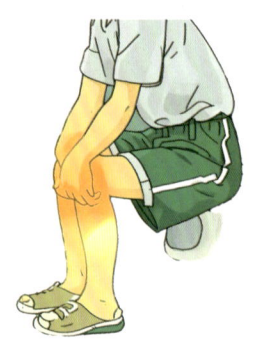

图 2-117

生长痛是儿童生长发育时期特有的一种生理现象,多见于3~12岁生长发育正常的儿童。生长痛的发生多因儿童活动量相对较大,长骨生长较快,以及局部肌肉筋腱的生长发育不协调,导致了生理性疼痛的发生(如图2-118)。生长痛是暂时的、正常的生理现象,过一段时间就会消失,家长不必过于担心。可以采用局部按摩、热敷缓解生长痛,部分医生也会建议给孩子吃维生素B1和维生素B6,能起到缓解神经牵拉疼痛的作用。

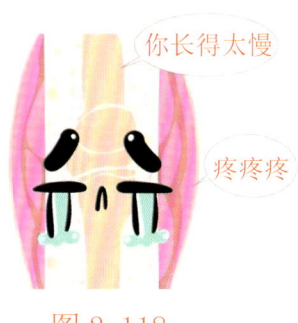

图 2-118

三、生长痛的症状

1. 多为下肢疼痛

生长痛最常见的发生部位在膝、小腿和大腿的前面,偶尔会在腹股沟区,疼痛一般在关节以外的地方。疼痛发作时常伴有发热、皮疹等全身症状。典型的是双侧疼痛,也有一侧疼痛的。疼痛多为钝痛,也可为针刺样痛,甚至剧烈牵拉痛。

2. 多为肌肉性疼痛

生长痛主要是肌肉疼痛,不是关节或骨骼的疼痛。疼痛的部位也不会有红肿或发热现象。生长痛通常持续数分钟至几小时。

3. 疼痛多发于夜间

生长痛最大的特点就是几乎都在晚上发生,在休息时疼痛才变得明显,而在活动中往往感觉不到,主要表现为间歇发作的下肢疼痛。

但不要忽略了白天。白天时由于青少年的活动量比较大,就算感到不舒服,也可能因为专注于其他事物而忽略。等到夜里身心都放松下来,准备好好休息时,疼痛的症状就会让青少年感到特别不舒服,甚至难以忍受。

4. 睡眠障碍

生长痛可能伴随肚子疼、头疼不同程度的睡眠障碍。在生长痛消失之后,这些症状也会随之消失。

四、生长痛的诊断

医生一般根据青少年的症状和体格检查的结果来诊断生长痛。在做出明确诊断之前，需要排除其他一些有类似症状的疾病：

◆ 某一个特定的部位剧烈疼痛，以致晚上疼醒；一侧屁股、大腿或膝盖疼痛，或者把身体重量放在一边腿上有困难，或者走路一瘸一拐。需要 X 线片检查，确定是不是骨头感染或肿瘤。

◆ 除了疼痛，还出现原因不明的发热、无流感样症状。需要验血检查，确定是否感染。

◆ 关节痛、关节发红肿胀、活动困难。需要检查关节。

五、青少年生长痛怎么办

生长痛属于肌肉性疼痛，出现生长痛现象一般不需要特殊治疗。疼痛发作时最有效的处理方法是为青少年做局部按摩、热敷，帮助减轻疼痛程度，使青少年的心理得到关怀和拥有安全感。具体方法如下。

1. 转移注意力

转移注意力是让青少年忽略疼痛的有效方法。对待青少年要比平时更加温柔体贴，因为家长的鼓励和精神支持对青少年来说是最重要的镇痛良方，有时甚至比药物还有效。

2. 局部热敷、按摩

家长可用热毛巾对青少年的疼痛部位进行按摩或热敷，这样能缓和青少年的紧张情绪，从而缓解疼痛带来的不适感。按摩时，一定要注意力度，让青少年在温柔的抚摸下入睡。

3. 减少剧烈运动

生长痛不是病，不需要限制青少年的活动，但如果疼痛比较厉害时，应该注意多多休息，让肌肉放松，不要进行剧烈活动。

4. 补充营养素

家长可以多给青少年进食牛奶、骨头汤、绿色蔬菜、虾、贝类等食物，每天都进行食补，可以满足青少年的骨骼迅速生长对钙的需求，效果也较好。

需要说明的是，生长痛跟长多高没有太大关系。没有经历过生长痛的人同样可以长得很高，有生长痛的人不一定就长得很高。

六、胃肠也会"生长痛"

青少年代谢旺盛，不但骨骼在昼夜兼程地长粗、增长，胃肠等器官也在马不停蹄地生长，而且胃肠血管丰富，它的平滑肌需要很多血液来供应，才能保证发育期胃肠对氧气和养分的需求。在通常情况下，身高增长比较快的青少年，胃肠的血液常常供不应求，加上自主神经功能不稳定，导致肠壁神经兴奋与抑制作用失调，胃肠平滑肌容易发生痉挛性收缩，随之出现阵发性腹痛。青少年的腹痛属于生理性疼痛，源于生长中的胃肠，医学上称为胃肠生长痛。

胃肠生长痛多见于3～12岁处于生长发育期的儿童，是一种正常的生理现象，一般无须治疗。疼痛时可热敷或按摩腹部，对解除疼痛有一定帮助。此外，儿童受凉、过食生冷食物，也常会诱发腹痛。所以家长必须严格控制儿童的饮食，少吃冷饮，睡觉时不让肚子受凉。

需要提醒家长的是，不能将儿童所有的腹痛都认为是儿童胃肠生长痛。如果疼痛持续时间较长，用手按压时疼痛加剧，或儿童惧怕触摸，应考虑患肠胃炎、肠套叠、蛔虫病等其他疾病的可能，要及时到医院检查，以免延误病情。

七、青少年怎样才能长得更高

1. 不要错过生长快速期

青春期是个体生长发育的鼎盛时期，身体和生理机能都发生急速变化，是生长发育的高峰期，也就是第二加速期。这个时期青少年身高、体重、肩宽、胸围都发生非常明显的变化。身高的快速增长是青少年身体外形变化最明显的特征。据统计，在青春发育期之前，儿童平均每年长高3～5厘米，在青春发育期，平均每年长高6～8厘米，甚至达到10～12厘米。

体重迅速增加。体重是身体发育的一个重要标志，体重反映肌肉的发展、骨骼的增长、内脏器官的增大等。青少年体重年平均增长量达4.5～5.5公斤。

青春期的发育非常快，那么青春期怎样长高最有效呢？虽然身高和遗传有紧密的关系，但遗传的只是一个身高范围，有约8厘米的偏差，如果身高向遗传的上线靠近，青少年身高就较为理想，如果往遗传的下线靠近，青少年的身高就会比较矮小。基因和营养在一定程度上决定了青少年的生长发育情况，但有很多矮是由于自身生长激素分泌不足、生长因子活性不佳等原因造成的，是可以调节的，需要家长及早干预。

大多数中国儿童的身高突增高峰为女童12岁左右，男童14岁左右。为了让青少年长得高一些，家长尤其应注意青少年在生长快速期的营养、运动等问题。

2. 注重营养补充和饮食均衡，尽量不吃或少吃垃圾食品

营养是青少年体格生长的关键。体格正常生长所需的能量、蛋白质和氨基酸必须由食物供给，主要是肉、蛋及豆类食物。骨骼的形成还需要足够量的钙、磷及微量的锰和铁。钙的摄入不足及维生素D缺乏时，会造成骨矿化不足；维生素A缺乏，会使骨变短变厚；维生素C缺乏，会使骨细胞间质形成缺陷而变脆。这些都会影响骨的生长。所以，要想青少年的骨骼发育好，快速长高，必须注重营养补充和饮食均衡。具体要求如下：

（1）饮食平衡

人体的生长取决于所吃的食物质量。若想让青少年长得高，各种营养要素都要均衡。每天保证吃入食物的种类有10～15种，一定比一天只吃三五种获取的营养要丰富。

(2) 钙质充足

钙是骨骼成长的基础。骨骼得不到充足的营养，当然无法正常生长，更别提长高了。推荐给青少年多吃含钙较多的食物，如奶制品、鸡蛋、鱼类、贝类、豆腐及豆类等。食物中含有维生素D、维生素C、乳糖等，都有助于钙的吸收利用。

(3) 蛋白质天天有

生长发育期的青少年，对蛋白质的需求量比成人高得多，如供给不足便会影响长高。胶原蛋白和黏蛋白是构成骨骼的有机成分。青少年应多吃鸡肉、牛肉、鱼虾肉、鸡蛋、牛奶、豆腐，这些都是富含蛋白质的食物。

(4) 铁、锌、铜不可少

铁是合成血红蛋白的必需物质，铜是合成血红蛋白的催化剂。若是食物中供给铁、铜不足，必然使血红蛋白合成受阻，生长发育、智力发育、免疫功能等均会受到影响。

含铁丰富的食物：动物肝脏、牛肉、羊肉、蛋黄、鱼、红小豆、菠菜。

含锌丰富的食物：动物肝脏。

含铜丰富的食物：猪肝、猪血、虾、蟹、贝类。

(5) 新鲜蔬菜和水果不可缺

新鲜的蔬菜和水果含有丰富的维生素，是人体必需的。维生素A、维生素C能使青少年具有正常的抵抗力。

蔬菜类：白菜、胡萝卜、黄瓜、青椒、莴笋、番茄。

水果类：橘子、香蕉、梨、苹果、葡萄、桃、杏、西瓜。

(6) 对青少年增高有害的食物

各种碳酸饮料：偏爱饮用碳酸饮料的青少年有60%因缺钙影响正常发育。特别是可乐型饮料中磷含量过高，过量饮用会导致体内钙、磷比例失调，造成发育迟缓。

各种糖果、甜饮料：吃糖过多会影响体内脂肪的消耗，造成脂肪堆积，还会影响钙质代谢。过量饮用含糖分多的饮料，会扰乱消化系统，以致影响正常进食，造成营养不良。

各种垃圾食品：油炸食品、膨化食品、腌制食品、罐头类制品由于在制作过程中营养损失大，又使用了各种添加剂，如香精、防腐剂、色素等，虽然它们提供了大量热量，但蛋白质、维生素等营养成分却很少，长期食用这类食品，会导致青少年营养不良。

3. 重视运动锻炼

体育运动可加强机体的新陈代谢，加速血液循环，促进生长激素分泌，加快骨骼生长，有益于人体长高。运动是青少年长高的法宝之一，必须从小抓起，养成运动的习惯。

同时，运动的类型也要有所选择。纵向运动对青少年长高很有好处，例如跳高、打篮球、向上跳跃等。肢体延伸类的运动对青少年长高也有好处，例如游泳等。举重等运动则对青少年的长高没有好处。运动时间必须控制，要注意适量，青少年每天至少需要20～40分钟的有效运动时间，以出汗、发热、面色红润为宜。

有利于长高的运动有引体向上、踢毽子、游泳、打排球、打篮球、踢足球、跳芭蕾、健美操、做伸展体操、跳绳、慢跑等。

不利于长高的运动有举重、负重练习、过度运动、消耗过大的运动（如马拉松等）。

4. 养成早睡早起的习惯，适当晒太阳

在熟睡状态下，每天晚上10～12点和清晨5点左右，是生长激素分泌的高峰期，因此青少年应在晚上9点前入睡，早上6点半或7点以后起床，以保证生长激素更好地分泌。同时适当晒太阳，能够提高身体对钙的吸收，有助于长身高。

八、青少年增高的家庭保健推拿

1. 揉腹

家长每天轻轻地为孩子揉腹，顺时针 1 分钟，逆时针 1 分钟，可调理脾胃、补益气血（如图 2-119）。

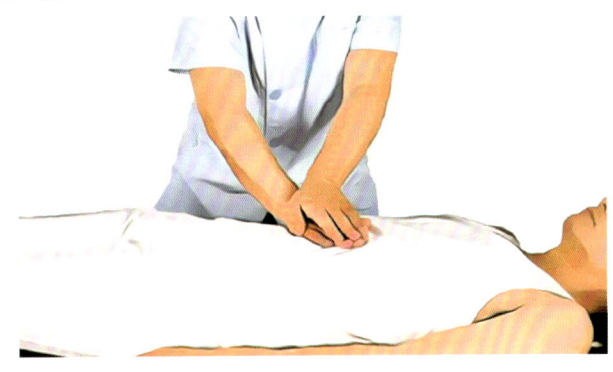

图 2-119

2. 捏脊

孩子俯卧，背部裸露，涂抹适量滑石粉。家长用双手的中指、无名指和小指握成半拳状，食指半屈，拇指伸直对准食指前半段，然后顶住孩子皮肤，拇指、食指前移，提拿皮肉，同时向上捻动，自尾椎两旁双手交替向前推动至大椎穴两旁。每天睡前捏 3～5 次（如图 2-120），对调理消化系统，增强抵抗力有好处。

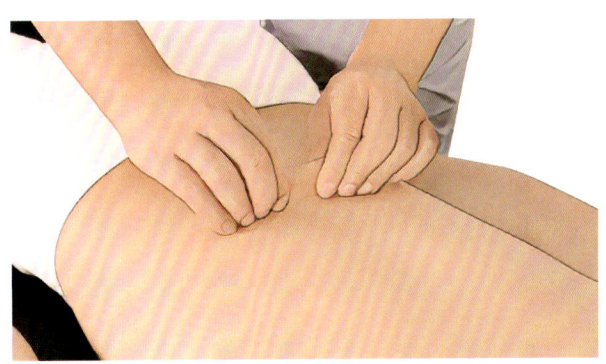

图 2-120

3. 搓脊柱

家长每天用掌心搓孩子的脊柱，从下向上 5～7 次（如图 2-121），可振奋阳气。

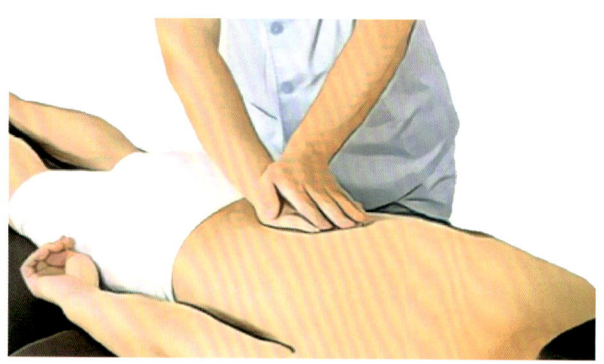

图 2-121

4. 按压百会穴

百会穴位于头顶正中心,在两耳角直上与眉心向后的连线交叉点。每天按揉百会穴 20～50 次(如图 2-122),可振奋阳气、扶正祛邪、清利头目。

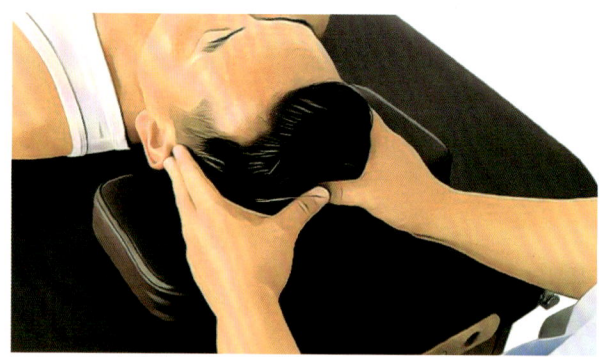

图 2-122

5. 推三关

用食指、中指并拢自腕横纹推向肘横纹 100～300 次(如图 2-123),可调理脾胃。

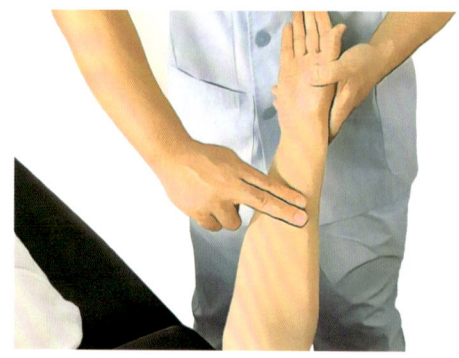

图 2-123

6. 拿三阳、三阴经

胳膊、腿的外侧为三阳经，内侧为三阴经。三阳经要从上往下捏，三阴经要从下往上捏，每天各 3～5 次（如图 2-124），可以调和气血，促进生长。

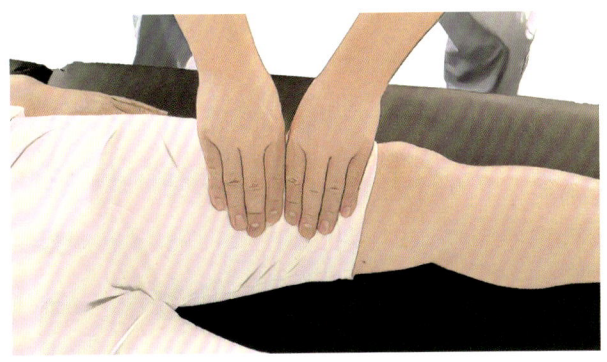

图 2-124

7. 揉涌泉穴

涌泉穴在脚底的掌心处，每天揉 30～50 次（如图 2-125），可以补肾。

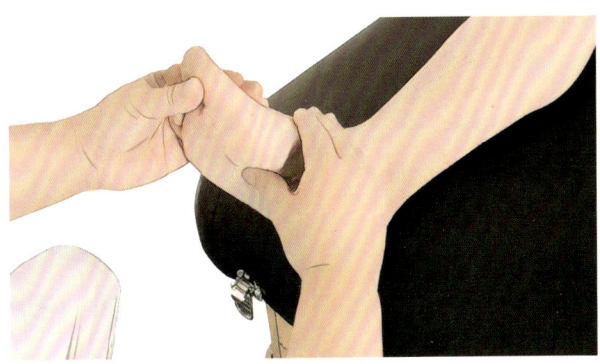

图 2-125

九、青少年增高体操

青少年增高体操归纳起来有 12 个字：热身、行走、跑步、拉伸、垂吊、跳跃。

1. 热身

身体保持直立，然后上体前倾，双臂伸直，用力向后上方挥动（如图 2-126）。

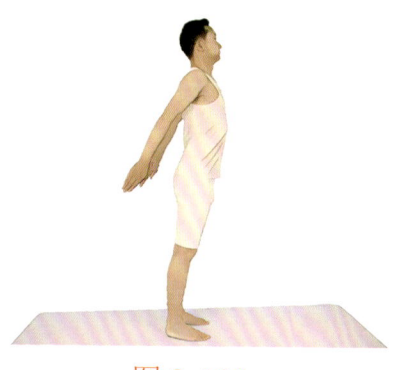

图 2-126

2. 行走

大幅度摆臂,有力地向前走(如图 2-127)。

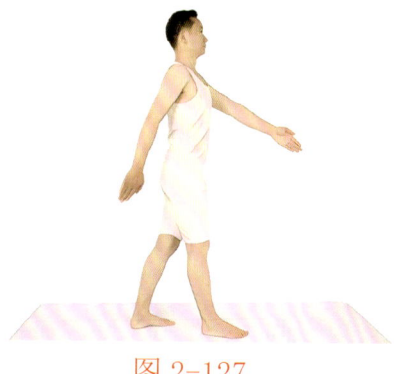

图 2-127

3. 跑步

先小步跑,同时双手放在肩上,双臂屈肘向前转动;然后快速跑跳 25～50 米。重复 4～6 次,每次之间稍事休息(如图 2-128)。

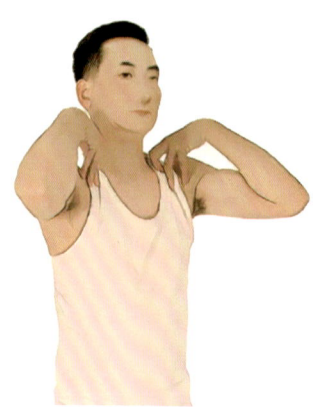

图 2-128

4. 拉伸

踮起脚跟，双臂伸直向上拉伸，然后向各方向拉伸。重复6～8次，中间稍事休息（如图2-129）。

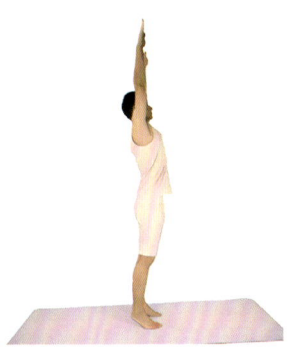

图 2-129

5. 垂吊

双手紧握单杠，使身体悬空下垂，下垂时以脚尖能轻轻接触地面为佳，然后做引体向上动作。男孩每天可做10～15次，女孩每天可做2～5次（如图2-130）。

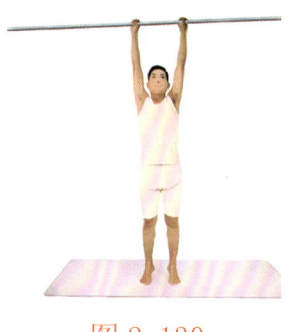

图 2-130

6. 跳跃

双脚跳跃用手摸树枝、篮球架、天花板等。10次为一组，每次跳跃5～7秒钟，每组间隔4～5分钟。要尽量使身体最大程度处于伸展状态（如图2-131）。

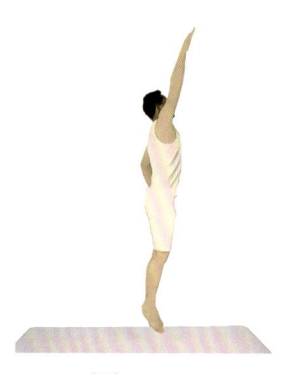

图 2-131

做好热身运动的注意事项：循序渐进，可先选择部分练习，一段时间后再进行全套练习。应按照规定数量做好动作，不可随心所欲。每做完一节操，要稍事休息，让呼吸平稳，肢体充分放松。做完全套增高体操后，平躺在地板上，绷紧背部和臀部肌肉，腰略挺。每周做增高体操不少于3～4次，持之以恒，必有佳效。

十、青少年增高补钙食谱

1. 虾皮碎菜蛋羹

原料：虾皮5克，小白菜50克，鸡蛋1个，调味品等。

制法：用温水把虾皮洗净泡软，然后切得极碎；小白菜洗净后略烫一下，然后也切得极碎；将切碎的虾皮、小白菜与打散的鸡蛋相混匀，加少量水；加少许调味品；上锅蒸，或用微波炉加热3～5分钟。

营养功效：虾皮含有丰富的钙和磷，是很好的食品。小白菜经氽烫后可以去除部分草酸和植酸，更有利于钙质的吸收。这样一份虾皮碎菜蛋羹，至少能满足青少年全天蛋白质需要量的30%，钙质需要量的10%，为孩子的骨骼发育添砖加瓦（如图 2-132）。

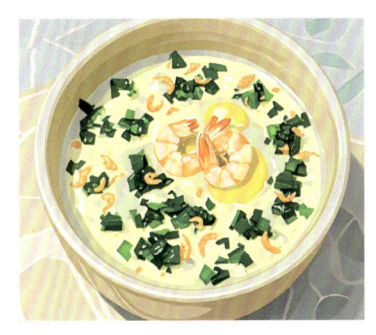

图 2-132

2. 汆鸡肝肉小丸子

原料：鸡肝、鸡肉各 20 克，南瓜 50 克，半个蛋清，葱末、姜末等。

制法：鸡肉去筋膜，与鸡肝一道切成茸；加葱末、姜末、半个蛋清后向一个方向搅拌，制成肉丸；南瓜切碎，下油锅略炒，添水烧开后，下入肉丸，浮起即熟。

营养功效：富含多种维生素、脂肪和蛋白质的汆鸡肝肉小丸子，会让青少年长得更茁壮（如图 2-133）。

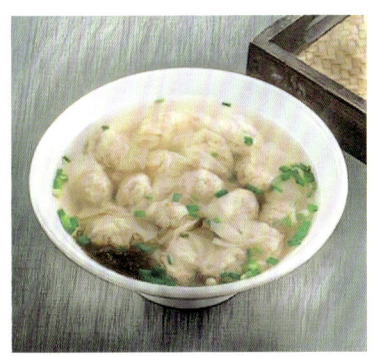

图 2-133

3. 黄芪猪肝汤

原料：黄芪 30 克，五味子 3 克，猪肝 50 克，猪腿骨 500 克，调味品等。

制法：先将猪肝用清水洗净，切成片；猪腿骨用清水洗净、敲碎，与黄芪、五味子一起放进砂锅内，加适量清水，先用旺火煮沸后，改为文火煮 1 小时，再滤去骨渣和药渣；将猪肝片放进已煮好的猪骨汤内煮熟，加调味品，待温时吃猪肝喝汤。

营养功效：每100克猪肝中约含有蛋白质21克、钙11毫克、磷270毫克，以及多种维生素。猪腿骨也含有钙、磷、镁、铁、钾等多种无机元素，配以黄芪、五味子，有利于蛋白质、钙、磷等成分的吸收（如图2-134）。

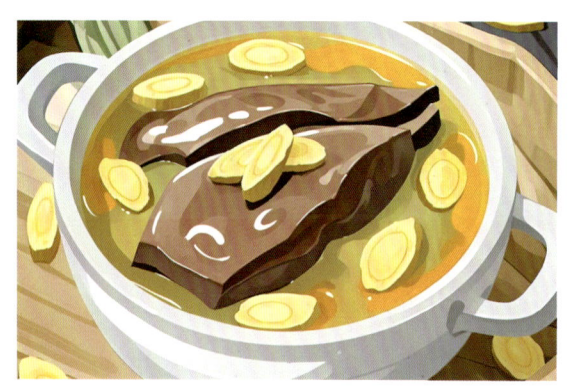

图2-134

4. 鸡肝蛋皮粥

原料：鸡肝50克，鸡蛋1个，大米100克，调味料等。

制法：先用清水洗净大米，放入砂锅内，加适量清水煮粥，至大米开花时为佳；然后将鸡肝洗净、剁泥，用适量香油炒热，备用；鸡蛋去壳打匀，放锅内加少许香油制成蛋皮，切碎，与热鸡肝一起放进粥内，煮至粥稠，待温，加调味料食用。每天吃2～3次。

营养功效：每100克鸡肝中约含蛋白质18克、钙21毫克、磷260毫克及丰富的维生素A。鸡蛋则含有卵蛋白和卵球蛋白，以及丰富的钙、磷等（如图2-135）。

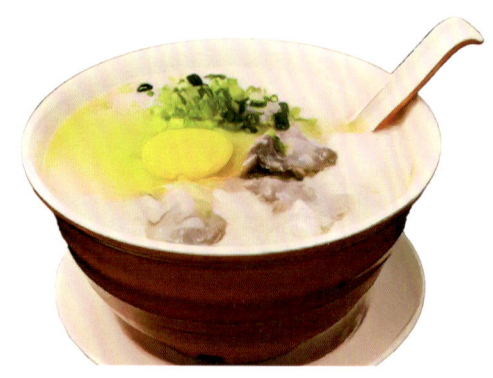

图2-135

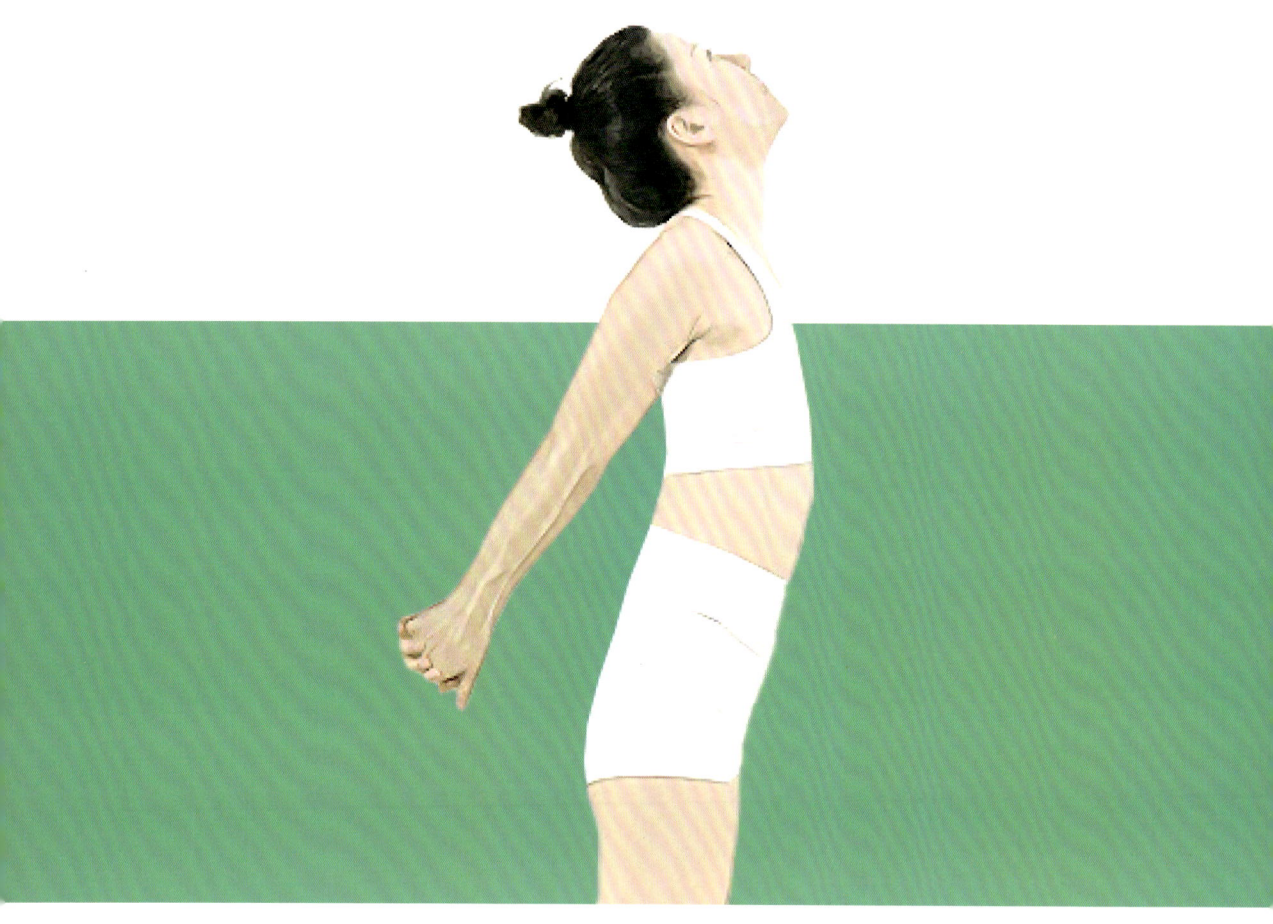

第三章 青少年脊柱健康的日常保健

第一节　脊柱的日常保健

一、脊柱保持什么样的姿势最理想

不良姿势通常是脊柱损伤的潜在因素。我们可以通过从后面和侧面观察一个人来大致判断这个人的脊柱是不是处于理想姿势。站立时，从侧面观察，一个人的耳垂、胳膊肘尖、股骨大转子、膝关节外侧中央、外踝稍前方这几个点应该连成一条垂直于地面的直线，此时骨盆也处于中间位置，没有过度向前或向后倾斜。从后面观察，一个人的后脑勺中央、脊柱的所有棘突、臀部中央裂、两个膝关节内侧中心、两个踝关节内侧中心这几个点也应该连成一条垂直于地面的直线。下图所示就是我们所说的理想姿势，也就是脊柱的 4 个生理弯曲都处于正常结构的状态（如图 3-1）。

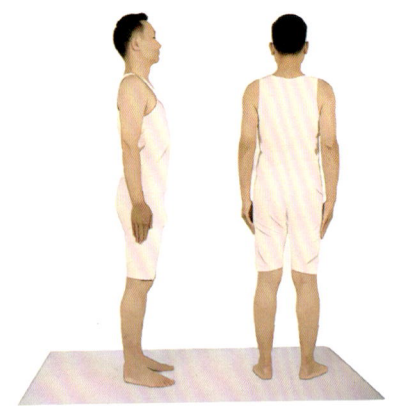

图 3-1

二、影响脊柱健康的十个坏习惯

1. 低头

玩手机、玩平板电脑、看报纸等。

主要危害：颈椎、手腕。

2. 久趴

写作业、玩手机、午睡等。

主要危害：颈椎、胸椎、肩关节。

3. 侧身久站

乘车、等车等。

主要危害：腰椎、髋关节、骶髂关节、膝关节。

4. 跷腿

办公、吃饭、看电视等。

主要危害：腰椎、骶髂关节、髋关节。

5. 夹颈

打电话、侧睡等。

主要危害：颈椎、颈肩肌肉。

6. 直腿弯腰

提重物、系鞋带、捡东西等。

主要危害：腰椎、股后肌群、膝关节。

7. 久卧

看电视、玩手机等。

主要危害：颈椎、肩颈肌肉。

8. 久蹲

择菜、洗衣服、擦地等。

主要危害：腰椎、骶髂关节、髋关节、膝关节。

9. 斜跨

单肩背包等。

主要危害：肩关节、颈椎、胸椎。

10. 卷曲

窝在沙发里看平板电脑、看书、睡觉等。

主要危害：颈椎、腰椎。

上面这十个生活中影响脊柱健康的坏习惯，希望大家能重视起来，人们常说："罗马不是一天建成的。"如果我们不改正这些坏习惯，脊柱将在不经意间慢慢地发生形变，终会有一天让我们苦不堪言。

三、脊椎错位和脊柱变形的危害

脊椎错位和脊柱变形不仅影响形体之美，还会使形象气质受影响，导致自信心受挫。同时还会压迫血管和神经，人体的 31 对脊神经通过脊椎与五脏六腑相连，脊神经支配全身器官的功能，脊椎错位、侧弯会压迫脊神经，导致神经信号传导异常，久而久之，就会出现器官损伤和器质性病变，形成慢性疾病。比如，颈椎错位易导致脑部血流受限，供氧不足，引起头昏、乏力、失眠、记忆力减退；胸椎错位易导致胸部不能充分扩展，心肺受压，造成心脏病和肺部疾病；胸椎错位会导致腹腔供血量减少，胃肠蠕动减慢，引起食欲缺乏、腹胀、便秘等。脊椎错位是导致脊椎疼痛、前胸和后背疼痛、四肢和肩关节疼痛的主要原因，如不引起重视，会给人们的身体健康埋下隐患。因此，脊椎错位及早发现、及早治疗、及早预防是十分必要的。

四、青少年脊柱健康的日常保健

脊柱是身体的支柱,在人体健康中十分重要,有着运动、支持和保护的作用。那么在日常生活中,青少年应该养成怎样的习惯来保护脊柱健康呢?

青少年要想保护好脊柱,可以通过正确的生活姿势,选用合适的学习、生活用品,以适当运动、均衡饮食等方式进行脊柱的日常保健和养护。

1. 保持正确的生活姿势

（1）正确坐姿

保持正确坐姿是缓解青少年颈腰痛、纠正青少年异常姿势的关键。在日常生活中,人们常要求青少年要"坐有坐相",那么到底什么是"坐相"呢？大家通常认为"坐相"应该是坐姿挺拔、腰背笔直。然而,理想的坐姿绝不仅仅是坐得直,其应在遵循人体生物力学特征的基础上,增加就座的舒适感。此外,青少年还要根据学习与工作环境的变化,选择相应的正确坐姿。

基本坐姿：头、颈、背、腰放松,坐直,背部、腰部紧靠椅背（椅背应符合人体脊柱生理曲线,尤其是腰凸曲线）,双肩放松,下颌微收,整个臀部坐到椅子上,双脚平放于地面,大腿和小腿呈垂直状态（如图 3-2）。

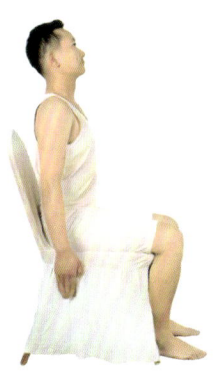

图 3-2

课堂坐姿：保持基本坐姿，手臂轻松自然地置于课桌上，以辅助支撑上半身的重量，手臂不能悬空，若书桌过低，可垫书本调节。此外，由于学校的桌椅统一，不可能适合每个青少年，因此需要靠垫辅助撑起腰部曲度，靠垫的选择应以腰部放松、舒适为宜（如图 3-3）。

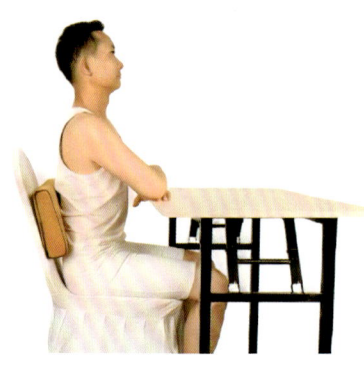

图 3-3

读书姿势：在保持课堂基本坐姿的基础上，双手持书，手掌中线与前臂呈一条直线，书本立起，与桌面呈约 45°，保持双眼与书本间隔 30～40 厘米，腰背挺直，双肩放松（如图 3-4）。

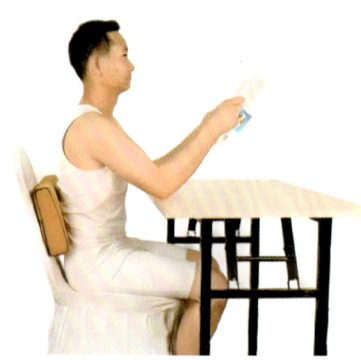

图 3-4

书写姿势：保持基本坐姿，头部端正，可略前倾，眼睛与桌面保持 30 厘米左右距离，视线与笔尖呈大约 45°；肩部放松，勿耸肩，勿含胸驼背，身体与桌边保持一拳距离；双足自然置于桌下，全脚掌着地，不交叉、不跷脚。书写时应正确握笔，指实掌虚，拇指、食指、中指握在距笔尖 2～3 厘米处（如图 3-5）。

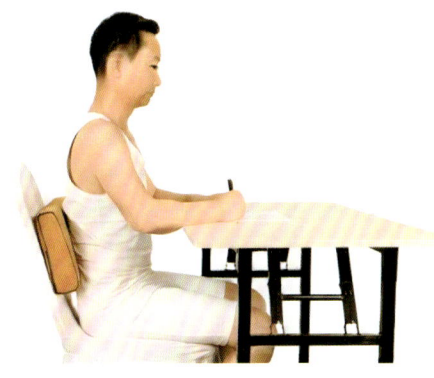

图 3-5

电脑坐姿：保持基本坐姿，可选择具有头部依靠的座椅，身体后倾，头部靠在座椅上；肘部保持 90°～100°，手腕不要悬空（可使用腕托等物品）；眼睛距离电脑屏幕 50～70 厘米，俯视电脑屏幕，视线与屏幕中心保持俯视角度 15°～20°（如图 3-6）。

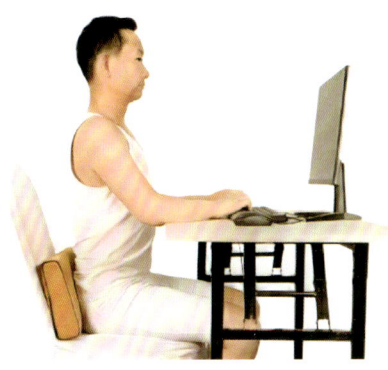

图 3-6

⑥注意事项：

◆保持一种读书姿势、写字姿势不应超过30分钟，要适当通过伸展四肢、耸肩、转头等动作缓解肌肉与骨骼的疲劳。每坐30～40分钟需要起身运动一下。即使不方便大幅度运动，也可以原地轮流抬高两侧臀部，活动数次。

◆在校学习阶段，应每两三周调换一下座位，防止长期保持同一方向的学习姿势，影响青少年视力与脊柱健康发育。

◆长时间使用电脑、观看电视后，头颈部会前倾，腰曲也会随之减小，造成颈、肩、腰部的酸痛或板滞不适。因此，每使用电脑或观看电视30～40分钟后，青少年应起身活动，伸展双手，活动颈肩和腰背。即使不便起身，也应在原处活动双臂、耸耸肩、动动脖子，并适当休息。

（2）正确站姿

青少年应站姿挺拔，要"站似一棵松"。然而，什么样的站姿才是符合人体生物力学的理想站姿呢？首先，科学的站姿能够有效缓解脊柱关节的压力，这就要求青少年站立时，做到耳、肩、髋"三点一线"，从侧面看过去，耳朵、肩膀、髋关节要处于一条垂直线上。

基本站姿：站立时，目视前方，下巴微收，双肩保持水平，放松，挺胸，肩胛骨微微向背部中间靠拢，臀部和腰部有意识地收紧，两手自然置于大腿两侧，膝关节勿过伸，两脚距离与肩同宽，脚尖向前，重心落于两脚之间。从侧面看过去，耳、肩、髋要"三点一线"（如图3-7）。

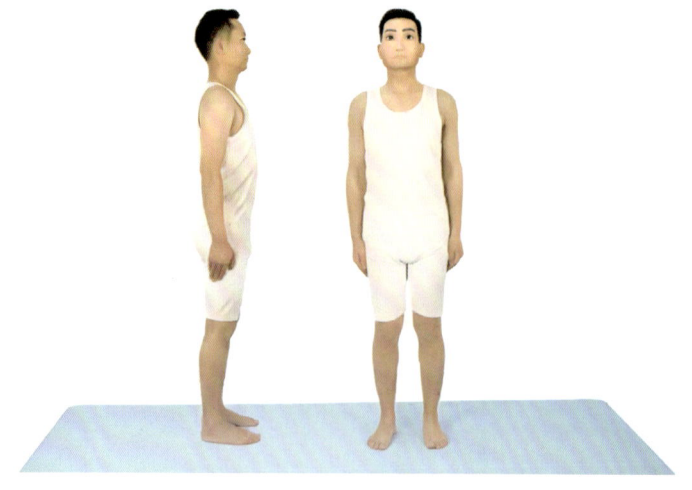

图 3-7

乘坐公共交通工具时的站姿：在乘坐公共交通工具时，应双手把持扶手，保持身体直立，双脚前后呈丁字步，重心置于两脚之间。如果长时间站立出现疲劳，可变换双脚前后位置或微踮脚尖放松，身体可随着交通工具微微摆动与变换角度，也可做小范围颈部屈伸旋转，以缓解疲劳（如图 3-8）。

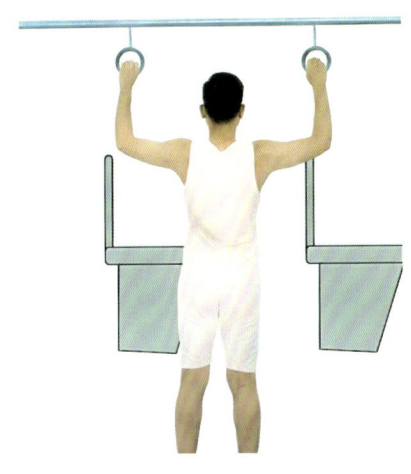

图 3-8

（3）正确行走姿势

"千里之行，始于足下"。步行是人类最常用的活动方式，也是世界卫生组织推荐的运动方式。然而，随着生活与学习方式的转变，青少年走路姿态多存在低头、斜肩、含胸、驼背、摇摆等异常情况。这些异常的行走姿势，会打破人体肌肉骨骼系统的平衡状态，进而引起肌肉发育失衡、脊柱侧弯、骨盆倾斜、椎间盘突出等疾病。

那么，什么是正确的行走姿势呢？其实，最重要的是行走时应保持肌肉骨骼动作的平衡协调。青少年要做到以下几个要领：

◆目视前方，视线保持在前方大约 5 米的位置。

◆肩部放松，不耸肩、不斜肩。

◆挺胸收腹，身体不前倾，不低头。

◆保持运动平衡协调，行走时手臂轻微弯曲，随步伐自然摆动。

◆行走与呼吸自然配合。

基本行走姿势：目视前方，肩部放松向后微拉，挺胸收腹；从侧面看时，头、肩、髋处于同一垂直面；走路时腰部主动发力，大腿带动小腿，前腿膝盖伸直，脚尖、膝盖指向前方，脚跟先着地，然后逐渐将重心移至前脚掌，后到脚尖，步幅约50厘米；两臂自然下垂微弯曲，双臂随步行自然摆动（如图3-9）。

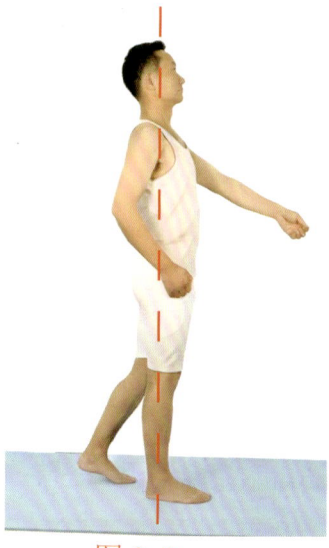

图 3-9

散步姿势：在现代都市生活中，运动空间与时间有限，散步已成为现代都市人的运动首选。一般散步可分为慢走与快走两类。慢走姿势重点在于放松，并在保持基本行走姿势的基础上，注意行走与呼吸的配合，放松身心；快走可以有效增加运动量，在保持基本行走姿势的基础上，注意双臂自然摆动，腰胯协调，尽量减少足底承载的压力（如图3-10）。

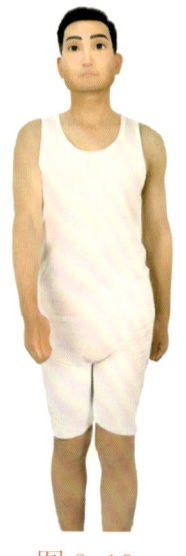

图 3-10

（4）睡觉姿势

在人的一生中，有近1/3的时间都在睡眠中度过，睡眠也是缓解疲劳最有效的方式之一。然而，越来越多的人抱怨晨起时不仅没有缓解疲劳，反而全身酸痛乏力，甚至浑身疼痛，难以起床。导致晨起疲劳不适的主要诱因是不当的睡姿加重了脊柱以及相关肌肉的负担。在睡眠中，人体肌肉骨骼系统若没有得到充分放松的休息，一觉起来反而会使人感到更加疲惫。因此，正确的睡姿对缓解身心疲劳至关重要。这对青少年来说尤为重要，充足而有效的睡眠是保证学习效率的关键，正确的睡姿也是身体健康发育的前提。

仰卧位睡姿：仰卧，头颈置于枕头上，枕头高低以能够保持下巴和前额在同一水平面为宜。上肢放松，置于身体两侧，双膝下垫以靠垫，靠垫厚度以双膝关节略屈、腰部放松为宜（如图3-11）。

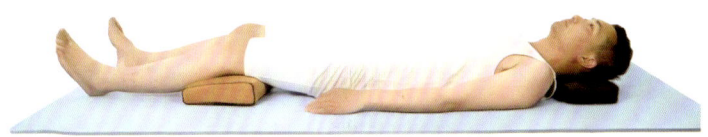

图3-11

右侧卧位睡姿：这是比较理想的睡姿。采用右侧卧位睡姿时，头部右侧置于枕头上（枕头高度以头右侧至右肩峰厚度为宜），身体转向右侧，上半身保持平直或略屈曲，双上肢自然放松，髋、膝关节略屈曲，可将靠垫夹于双膝之间，以保持腰背、双下肢放松（如图3-12）。

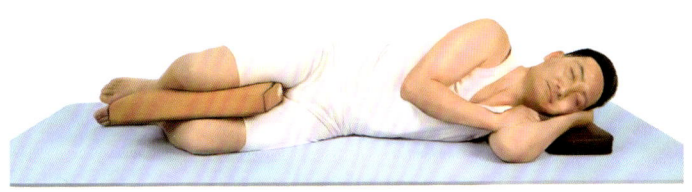

图3-12

（5）起床姿势

侧卧位起床：在起床前，以仰卧位的姿势适当活动身体四肢后，由仰卧位转为侧卧位，用手扶床面支撑身体，上半身缓缓起身，同时脚蹬紧床面，避免腰背部直接发力，损伤脊柱。用以上姿势起床后，双腿移至床下，坐起（如图3-13）。

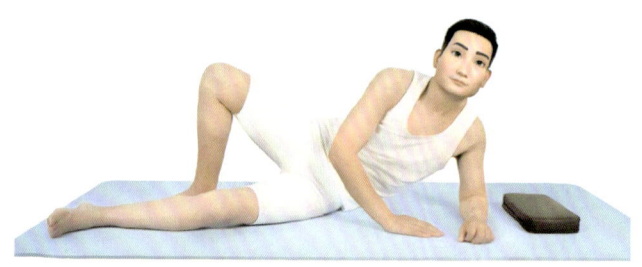

图 3-13

俯卧位起床：在起床前，以仰卧位的姿势适当活动身体四肢后，由仰卧位转变为俯卧位，双手平稳支撑上半身，弯曲膝关节跪于床面，臀部向后坐，然后双手发力支撑起上半身，避免腰背部直接发力损伤脊柱，缓慢坐起。

2. 选用合适的学习和生活用品

（1）选择合适的书包

双肩书包优于单肩书包和拉杆书包。

单肩书包常导致青少年一侧肩膀承受较大压力，诱发颈肩部肌肉失衡，导致颈肩部疼痛不适。为防止书包滑落，背包一侧的肩部会习惯性地耸肩，造成高低肩，进而诱发青少年脊柱侧弯。

拉杆书包常导致青少年忽略对书包重量的限制，使青少年携带更加沉重的书包。然而，当青少年在上学、放学路上通过台阶或楼梯等时，无法避免地需要提起极其沉重的书包，瞬间的超大外载力可能会导致青少年肌肉骨骼急性损伤。因此，在选择书包时，青少年应以双肩书包为主。

双肩书包的选择，可参考如下标准：

应选择宽肩带的书包，可减轻对肩膀的压力。肩带不宜过长，长度以书包可以紧贴背部为宜，肩带过长会导致书包下滑（重心后移），且与背部间形成空隙，导致肩膀承受更大压力。同时，为平衡后移的重心，青少年会形成"探头驼背"的姿势。另外，肩带可辅以软垫来减轻肩部的负重感；书包装饰辅以反光条，增加夜间出行安全。

应选择有胸带和腰带的书包。首先，胸带和腰带可以使书包更好地贴合青少年背部，防止走路、跑动时书包来回摆动，导致青少年身体重心频繁变化，影响运动平衡，易诱发跌倒、踝扭伤等。其次，胸带和腰带有助于把书包的重量更合理地分配到腰背部，减少肩部压力。

应选择带有一层背板的书包。首先，软质的背板可以防止包内硬质物品对背部肌肉的冲击，避免背部肌肉疲劳受损，对脊柱形成很好的保护，以免背部肌肉长期疲劳、失衡，导致青少年脊柱侧弯。其次，背板可配有适当且均匀分布的透气沟壑，增加书包背部的透气性，防止夏季背包时青少年产生背部闷热感。

应选择空间格局分布合理的书包。青少年的书本、文具较多，书包的容量和格局非常重要，应选择多隔层且对称分布的书包。这类书包有利于青少年按需分装书本与文具，便于取用，防止丢落，同时提高动手整理能力。此外，对称分布格局有利于将书包内物品的重量对称均分，使两侧肩带均匀受力，避免双肩受力不均导致青少年出现高低肩。

应选择材质较轻的书包。书包材质直接影响书包的重量。由于青少年书本较多，书包较重，而较重的书包是导致探头驼背、高低肩等畸形的主要原因。研究显示，书包重量不应超过青少年体重的10%～15%。轻质材料的书包可有效减轻书包自重。此外，在选购书包时，家长也应注意书包材料软硬、是否防雨等需求。

（2）选择合适的桌椅

理想的椅子应具有适合人体脊柱生理曲线弧度的椅背，使腰背部可较好地与椅背贴合，有效支撑腰背的生理曲线。椅背的高度可保持在肩部以下，可以使背部略后倾（椅背与椅座夹角呈90°～110°）。椅座应软硬适度，坐上去臀部感觉舒适即可，一般试坐5～10分钟，无臀部不适即表示合适。椅座的高度应以青少年坐下后，双脚可以平放于地面，且大腿与小腿呈90°为宜。

理想的桌子高度应在保持理想坐姿的同时，手臂可以轻松自然地置于课桌上以辅助支撑上，半身的重量为宜。由于青少年身高变化较快，桌子高度可调节是必要的。同时，桌面应具有可调节倾斜角度的功能，青少年可根据使用情况选择桌面倾斜角度（最少应具有平面和略倾斜两个可选择角度）。桌面上可配有辅助读书架，读书架高度应能够保障青少年视线与书本之间的角度适宜。书桌材料应具有环保、耐磨损、易清理的特点。青少年（尤其小学生）学习兴趣比较丰富（如绘画、毛笔书法、手工等），因此，桌面的易清理和耐磨损特点非常重要。

（3）选择合适的鞋子

青少年的鞋子，大小合适最重要。很多家长可能考虑到孩子正处于发育阶段，脚长得快，特别是女孩子走路不费鞋，大点的鞋子可以穿久些，习惯给孩子选购大一码的鞋。然而，长期穿着过于宽松的鞋子，走路时两脚缺乏固定，很容易影响青少年的行走姿势和足部发育。如果不及时更换合适尺码的鞋子，会影响青少年的足部肌肉与骨骼发育。因此，在为青少年选购鞋子时，应以大小合适、穿着舒适为主。可参考如下标准：

选择面料舒适透气的鞋子。青少年日常活动量较大，足部易出汗，舒适的、透气的鞋子有利于鞋内湿气快速扩散，防止脚气等。鞋子脚背区的材质应具有柔软、有弹性、易弯曲的特性，而脚跟后踝处则需要有一定硬度，为足部提供必要的支撑。调查表明，长期穿着雪地靴易出现脚趾畸形、脚痛等症状，因为雪地靴的整体材质较软，空间固定不佳，穿上后，脚在鞋子里面易出现滑动不稳，使足弓承受较大冲击，对足部及下肢等部位造成伤害。

鞋底作为鞋子与脚最重要的接触部分，承受了整个身体的压力，也是选鞋的重中之重。青少年的鞋底既要坚固抗压，又需具有一定弹性。因为随着青少年成长，足弓承受的压力不断增大，如果鞋底过于柔软，脚底得不到有效支撑，足部肌群的发育跟不上，就会使体重和肌肉力量间失去平衡，易导致足弓塌陷，形成扁平足。因此，青少年的鞋底应有一定厚度，鞋跟有一定硬度，足弓处有一定凸起，这样有利于帮助足弓起到承托作用。此外，足跟高度不宜过高。

鞋子的尺码要以合适的码数为准，其中鞋尖较窄的鞋子不可取，鞋尖过窄易对脚趾产生挤压，造成畸形。此外，由于青少年处于生长发育的时期，经常换鞋是不可避免的，买鞋时不宜买码数过大的鞋，鞋子小了之后也应该及时更换。同时，青少年应备几双合适的鞋轮换着穿，避免经常穿一双鞋子导致鞋底快速磨损及真菌滋生等问题。

(4) 选择合适的枕头与床垫

选择枕头时主要关注枕头的高度与填充物。枕头高度的选择是因人而异的，一般以侧卧、仰卧时下颌与额头保持同一水平，不要出现头颈明显前屈后伸和侧屈为佳。一般枕头可分为颈枕和头枕两部分，颈枕高度大约10厘米，为全枕最高的部分，头枕与颈枕间应形成一个凹槽。枕头填充物选择范围很广，青少年可选择活性炭填充，有助于除去日常生活中的辐射、异味等；还可选择小麦皮、谷类等植物填充材料，保证枕头的弹性与透气性；高质量的乳胶枕也是不错的选择。最后，青少年应注意经常更换枕头，以免长期使用导致枕头变形与卫生问题。

选择适合青少年使用的床垫，首先需要根据青少年的身高和体重来选择尺寸，然后根据人体自然生理曲线，选择床垫材质，保障睡眠时能够给予身体良好的支撑，避免床垫过硬或过软导致脊柱侧弯或腰背部疼痛不适等问题。由于个人体质差异，床垫软硬的选择也是相对的，体重轻的可以睡偏软一点的床垫，体重重的可以睡稍硬一点的床垫。同时，睡姿也是选择床垫时需要考虑的因素。例如女生髋部比腰部宽许多，若习惯侧睡，需要选择稍软的床垫，以适合其身体侧面的轮廓。

需要根据青少年的身高体重来选择床垫，床的长度至少应该比身高长10厘米。如果条件允许，在卧室空间可接受的范围内，可以尽量选择宽一些的床，这样睡觉时方便自由伸展，可以提高睡眠质量。同时，还需要考虑床垫厚度，并不是越大越厚的床垫就一定越好，主要还是看床垫的承托力。例如，弹簧床垫一般较其他床垫要厚，但如果弹簧的长度不变，底面垫料加厚的话，可能就会变得稍软而没有很好的承托力。因质量问题发生形变的弹簧会影响床垫的承托力，需要及时更换。而其他没有弹簧的床垫厚度一般较薄，放置在床板上，既可带来缓冲，又不至于过软。

床垫材质的选择主要遵循两个原则，一是安全环保，二是软硬适度。青少年处于生长发育期，床垫作为使用频率很高的生活用品，安全健康是最重要的，需要保持干燥、清新、凉爽。不同材质的床垫软硬度自然是不一样的，所以可以根据其软硬程度判断与身体的贴合程度来选择床垫。一般而言，椰棕床垫和弹簧床垫较为常见。椰棕床垫相对较硬，可以提供坚实的支撑，比较有利于青少年尤其是男生在生长发育期形成良好的身姿。当然，必须遵循软硬适中、与身体贴合的原则，要选择与肩、腰、臀贴合的床垫，使脊柱保持自然伸展度。结构、数量、填充材质等都会影响弹簧床垫质量，因此要选择承托力、贴合度较好的类型。至于其他如乳胶、记忆棉等材质的床垫，同样应根据体重等因素进行选择，能够很好地紧贴身体，具有良好的承托能力的床垫才是适宜的。

3. 日常养护

青少年想要脊柱健康，还需注意饮食营养均衡，适度运动，避免脊柱损伤，保持适当的体重，减少压力，养护脊柱。具体如下：

（1）注意饮食营养均衡

青少年的饮食要营养均衡，注重饮食补钙，保证骨骼的正常代谢，获得理想的骨钙峰值，促进脊柱健康发育。常吃含优质蛋白质和钙丰富的食物，可显著增加骨密度，对预防脊椎病大有裨益。

（2）选择合适的运动

适度的身体活动对脊柱健康至关重要。经常进行一些有氧运动，如快走、游泳或骑自行车，同时加入一些强化背部和腹部肌肉的锻炼，对脊柱和身体健康很有裨益。在运动前要注意热身，避免造成身体损伤，选择运动时要根据身体承受能力循序渐进，让身体逐步适应，不要超出脊柱和身体的承受范围，可以坚持每天练习本书推荐的"青少年脊柱健康保健操"。

（3）避免脊柱损伤

青少年保护脊柱，避免脊柱受损，应尽量避免脊柱的外伤性损伤，如摔伤、撞伤、砸伤；应避免对脊柱过度过大的牵拉、扭转，或对脊柱无戒备的突然刺激；还应避免超负荷的弯腰提重物，肩挑、举重，注意保持合理的生活姿势。

（4）保持适当的体重

青少年应保持适当的体重，过重会增加脊柱的负担，因此保持适当的体重对脊柱健康非常重要。

（5）注意脊柱保暖

青少年应注意保暖，避免脊柱受寒。寒冷会导致脊柱的韧带、肌肉僵硬，影响血液循环，进而损伤脊柱。所以，在天气寒冷时注意保暖很重要，别忘了给脊柱一个温暖的环境，别在年轻时就透支了以后的健康。而在炎热的夏天，由于空调、风扇用得多，也需要注意，别让风直接对着颈部、腰部吹。在身处空调房时，除了不要将温度调得过低，还要注意脊柱保暖，备好毯子和衣服。

（6）减轻压力

长期的压力会导致肌肉紧张，增加背部不适。通过放松的方法，如冥想、深呼吸、休闲活动等，有助于维持脊柱健康。

第二节　青少年脊柱保健操

一、青少年脊柱保健操

青少年脊柱保健操共五节，分为颈部运动、肩部运动、胸部运动、腰部运动、腿部运动，配合中国古典古筝音乐，动作缓慢，力求到位，适合脊柱需要调理和保健的青少年。

1. 颈部运动

（1）动作分解

前屈后伸：双手置于背后，低头，使下颌尽量接触颈部；仰头，看天。反复两次（如图 3-14）。

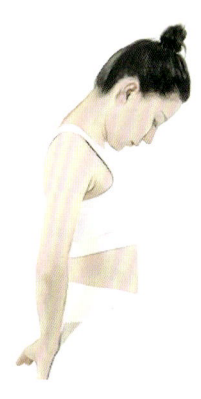

图 3-14

左右转头:双手置于背后,头先侧转,再将下颌尽力接触肩部,使颈部尽量侧转。反复两次(如图 3-15)。

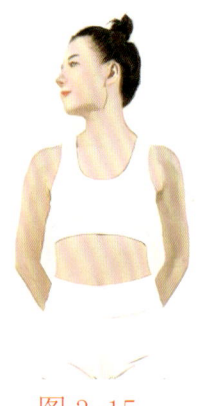

图 3-15

左右侧屈:双手置于背后,侧头时耳垂尽量触及肩部。反复两次(如图 3-16)。

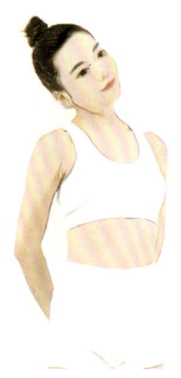

图 3-16

(2)保健作用

使颈部的关节肌肉得到充分的活动,从而缓解颈背部肌肉僵硬,使肌肉活动协调,颈椎关节灵活,长期锻炼能够增强肌力,使之成为调整颈椎平衡关系的一种动力。适用于健康人群、长时间伏案学习及颈、肩、背部软组织劳损的青少年。

(3)注意事项

脊髓型、交感型、椎动脉型颈椎病患者与颈椎间盘突出症患者慎做此组运动,轻型患者可在医生的指导下运动。此节颈部运动,运动幅度不宜过大,患者依自身情况而定,舒适为度。颈部锻炼不宜做旋转摇头动作,因摇头动作是在颈项肌松弛状态下进行，此动作会使骨间软组织遭受进一步损伤，使病情加重。颈部肌肉锻炼宜在颈项肌紧张状态下进行。

2. 肩部运动

（1）动作分解

单耸肩：双臂自然下垂，先左后右，单肩尽量上耸（如图 3-17）。

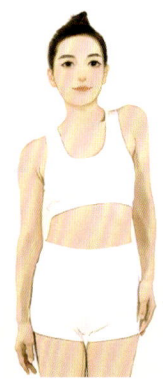

图 3-17

双耸肩：双手自然下垂，双肩尽量上耸（如图 3-18）。

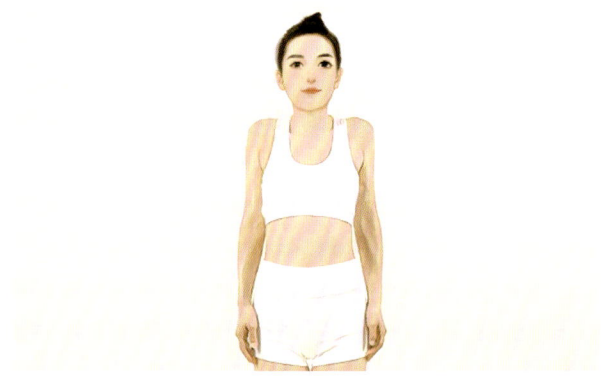

图 3-18

体后拉肩：双手屈肘置于背后，左手向左平行牵拉右手腕，左右交替（如图 3-19）。

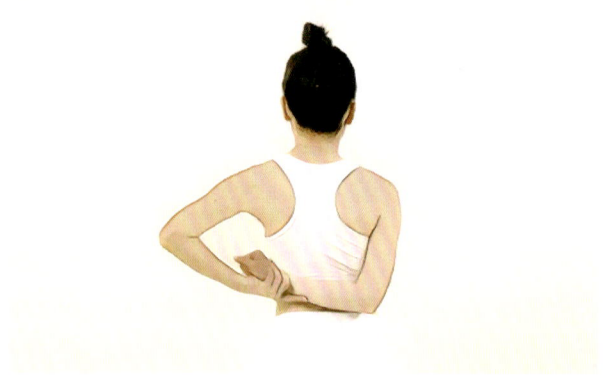

图 3-19

旋转肩肘：两肘弯曲，把两手放在肩头上；向前做小圆圈旋转运动，逐渐增大，直到两肘在胸前范围相触为止，然后反向（如图 3-20）。

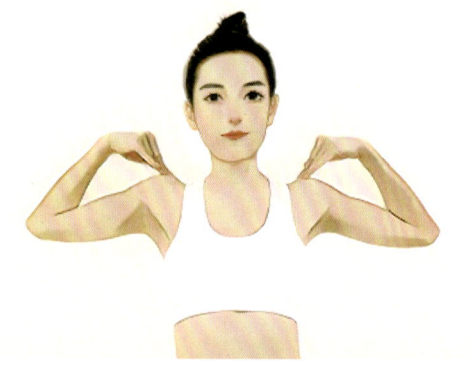

图 3-20

颈后扩肩：两肘弯曲，两手置于肩头；两手背在颈后相触，停留一拍，两肘外展，与肩平行，重复四次（如图 3-21）。

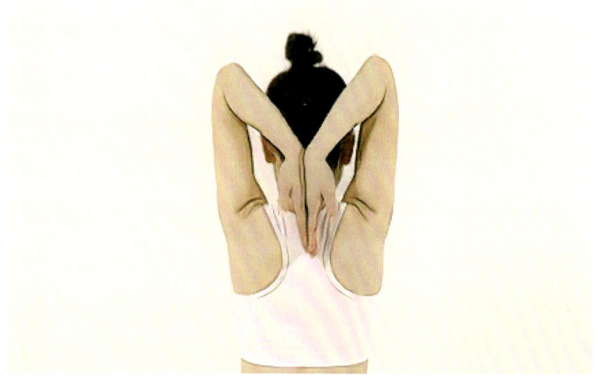

图 3-21

（2）保健作用

扩展和放松肩部，增加肩关节的灵活度，可以用作肩周炎的预防和康复治疗。同时加强背部、颈部肌肉的力量，特别是两肩胛骨周围肌肉的力量。这是健康人群及有肩周炎等亚健康青少年的锻炼方式。

（3）注意事项

肩部急性扭挫伤的青少年不宜练习。

3. 胸部运动

（1）动作分解

对肘扩胸：两肘弯曲，含胸，两肘胸前相触；前臂外展；两肘外展，与肩平行，重复4次（如图3-22）。

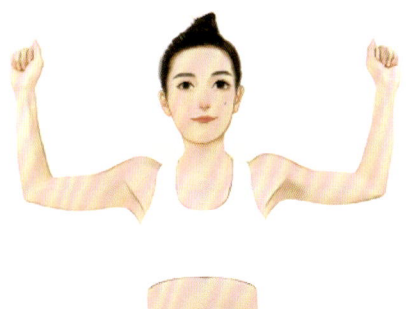

图 3-22

含胸拉背：双手平举，手心相对，身前合拢，低头，翻掌尽力前伸（如图3-23）。

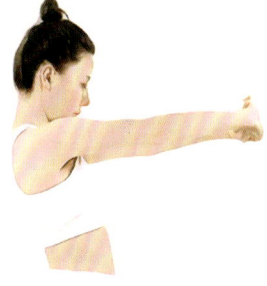

图 3-23

扩胸拉肩：双手打开，身后合拢，头向后仰，双臂在体后尽力向上、向后拉伸（如图 3-24）。

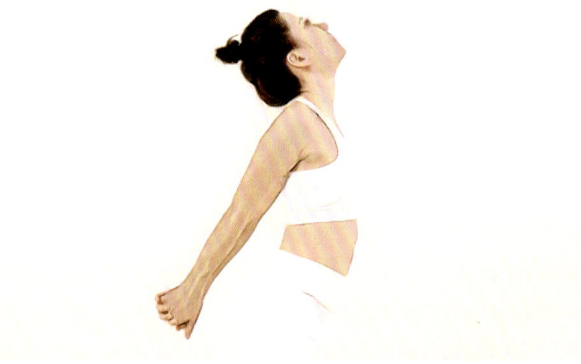

图 3-24

举臂侧腰：双臂上举合十，向左侧腰停留几秒回位，完成一个八拍，向右侧腰停留几秒回位。手臂和腰部尽量拉伸（如图 3-25）。

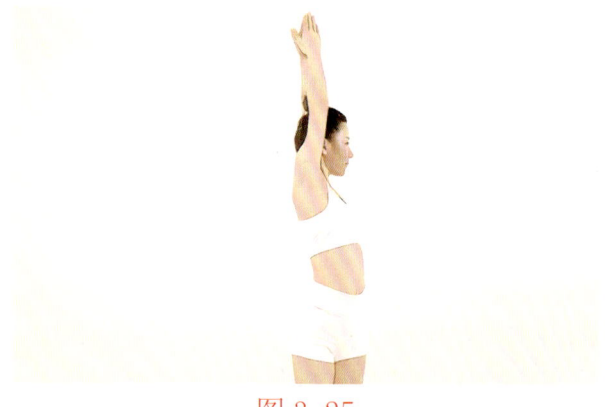

图 3-25

举臂向上：双臂上举合十，向上拉伸，冥想整个人都在向上拔高（如图 3-26）。

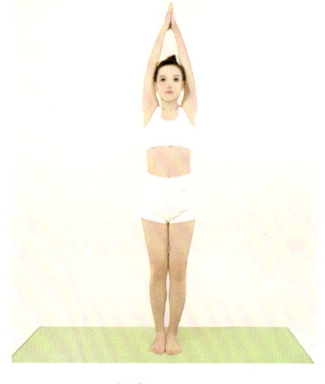

图 3-26

（2）保健作用

伸展上肢，扩张胸部，放松背部和腰部僵硬肌肉，改善体态，增加身体灵活性和柔韧性，提高平衡感，可以缓解肩背部疲劳不适感。

（3）注意事项

此项运动是颈、上肢、胸部、腰部的综合协调运动，在运动时，患颈椎病的青少年的幅度不宜过大，应适可而止，或在医生的指导下运动。

4. 腰部运动

（1）动作分解

扭腰运动：双手叉腰，双脚开立，与肩同宽。前两个八拍按照左前右后的方向扭动腰部，然后反向运动（如图3-27）。

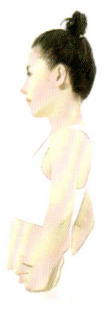

图 3-27

转体运动：双脚开立，与肩同宽，上身从左向后侧转，左手轻放后腰，右手轻搭左肩，眼睛看对侧脚后跟，回位，然后反向运动（如图3-28）。

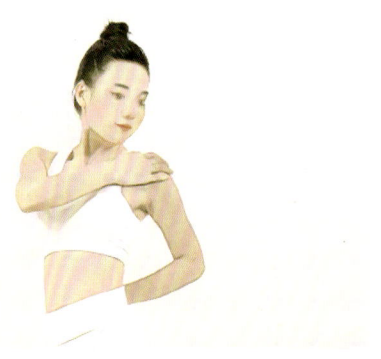

图 3-28

凤凰顺翅：双脚开立，与肩同宽，身体向前俯，左手触摸右膝，右臂向外伸展，转头望向伸展臂。左右交替4次（如图3-29）。

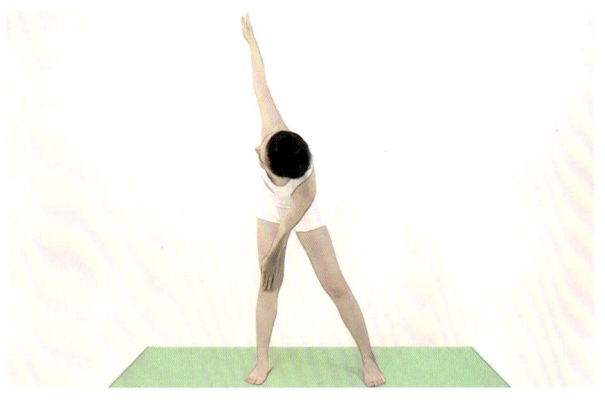

图3-29

前俯后仰：双脚开立，与肩同宽，俯身向下，两手在膝前交叉，眼看双手；举至头顶，两手交叉，身体后仰。反复2次（如图3-30）。

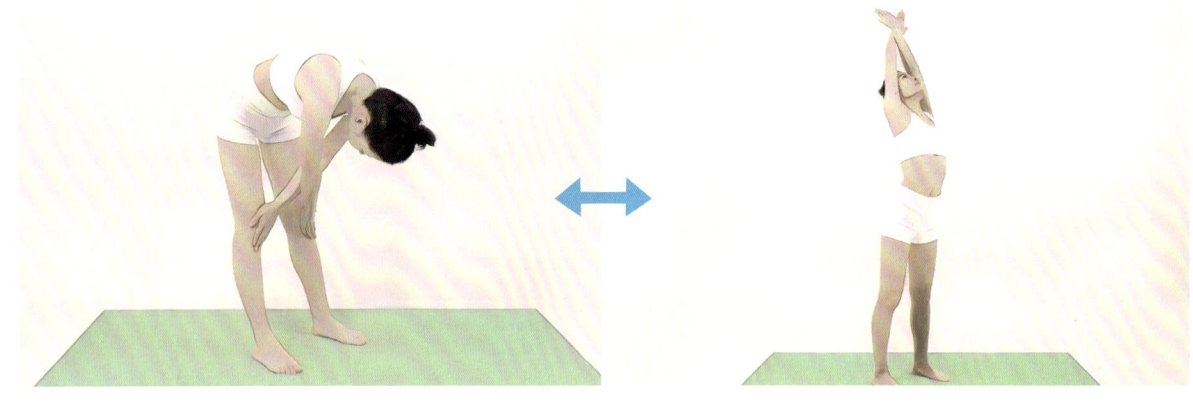

图3-30

俯身触脚：双脚开立，与肩同宽，身体向前俯，两手触摸脚踝，保持一个八拍，让脑部充血，这是保持头脑思维敏捷的好方法（如图3-31）。

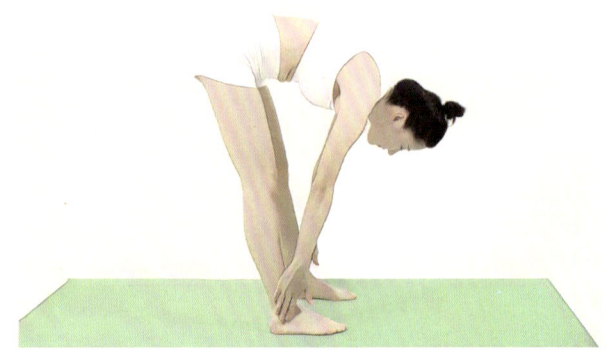

图3-31

转体推掌：左手握拳，收于腰际，同时右掌向前水平伸出，头从左向后转，然后回位。左右交替（如图3-32）。

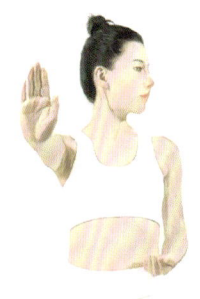

图3-32

弓步插掌：左腿弓步，左掌自胸前方划过转体收拳于腰际，同时右掌从腰际推出。左右交替（如图3-33）。

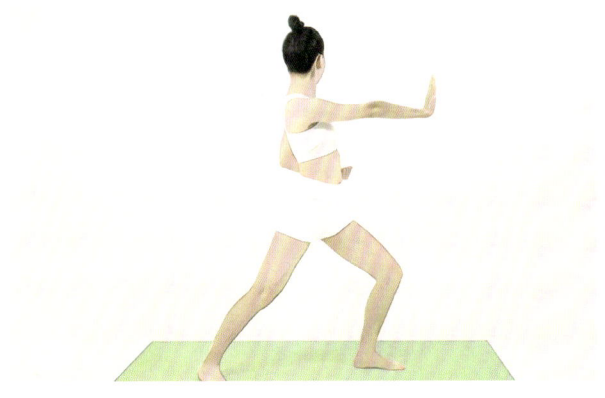

图3-33

（2）保健作用

能舒筋通络，强筋壮骨，增强腰部、背部肌力，减轻腰椎的压力，从而缓解腰部酸痛，达到健腰强筋的目的。

（3）注意事项

此组动作是腰部屈、伸、侧屈、旋转，在锻炼腰部的同时配合上、下肢运动。特别是在俯身触脚时，要量力而行，可手扶膝及小腿。

5. 腿部运动

（1）动作分解

马步蹲起：双手向前平举交叉，两腿呈马步状做蹲起（如图3-34）。

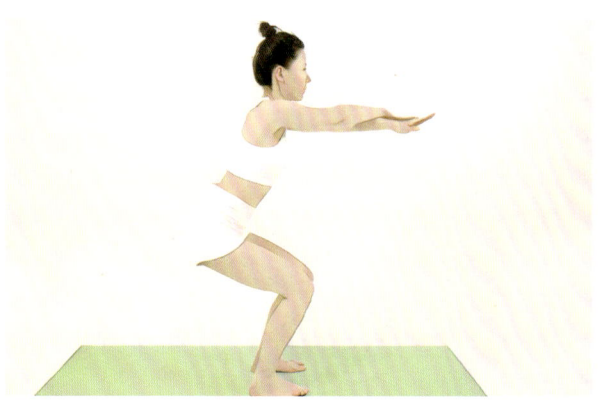

图 3-34

绕膝运动：双手叉腰，微屈双膝，自左向后旋转两次，然后自右向后旋转2次（如图3-35）。

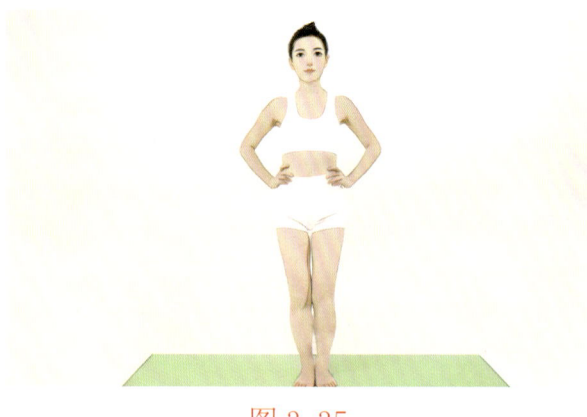

图 3-35

踮脚提臀：双手叉腰，两腿并拢，提臀，双脚后跟抬起，躯干拉直，颈部伸长，下颌往上抬。把后背肌肉拉直，相当于引体向上自我牵引。反复4次（如图3-36）。

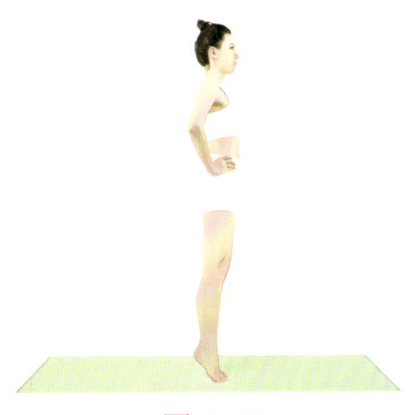

图 3-36

伸展髋膝：两腿直立，左小腿向后提起，左手前平举，右手侧平举；左脚向前踢出，足部尽量跖屈，右手前平举，左手侧平举。双手叉腰，左下肢抬起屈膝，向里、向外依次横踢，回位。至此完成一个八拍，换右腿。左右腿交替进行，反复 2 次（如图 3-37）。

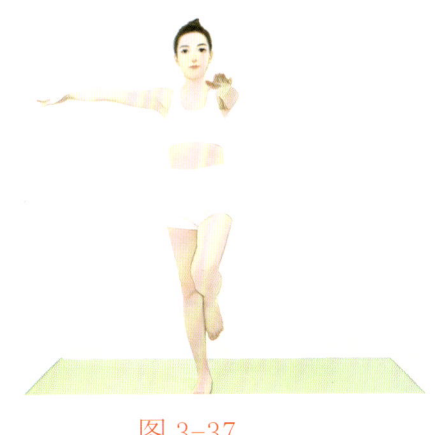

图 3-37

（2）保健作用

此节动作模拟踢毽子运动，包括了髋关节的屈、内收、内旋、外展、外旋，膝关节的屈、伸，踝关节的跖屈、背屈，并足的内、外翻运动，可增强下肢肌力，缓解髋、膝、踝关节的僵硬，增加关节活动度。

（3）注意事项

患有髋、膝、踝、骨关节炎的青少年，以及下肢扭挫伤的青少年禁做。此节运动是增加下肢功能及灵活性的运动，但髋、膝、踝关节患有增生性关节炎、风湿、类风湿性关节炎及急性扭伤者均不适合此运动，否则会加重病情。

二、青少年脊柱保健操的运动原则

脊柱保健操具有良好的保健作用，青少年锻炼前要掌握自己的身体状况，在专业人员的指导下进行。

1. 选择适宜的方法

因人而异，体质好的青少年可活动范围大、力度大；体质弱的青少年动作要缓慢，运动幅度要小，运动量要小，不宜过度疲劳。对于有病损部位的青少年，要在运动方法上有所选择。

2. 循序渐进

在运动时间、运动幅度、运动量上都要严格控制，掌握循序渐进的原则。

3. 调匀呼吸

采用自然呼吸法，以气引力，顺其自然，柔和均匀，毫不勉强，并随活动量的大小而加深、加快。

4. 避免风寒

在运动时毛孔开放，风寒之邪可由毛孔进入人体引起疾病。故不要在"风口"上运动，冬天不可脱衣吹风，体虚的青少年应在室内运动，以防风寒侵袭。

5. 持之以恒

坚持不懈、持之以恒是获得良好功效的基本保证。

三、青少年脊柱保健操的注意事项

◆ 运动强度以及运动量要把握适度原则，因人而异。

◆ 若出现其他疾病，如发热、感冒等应停止锻炼。

◆在运动后切勿立即进行热水浴、蒸桑拿或蒸汽浴,这样会导致循环血量进一步集中,从而使血压下降、心律失常等。

◆运动后不应有疲劳感,有疲劳感则提示运动强度过大。

◆定期检查,要观察训练效果。

◆在运动中若出现不适,应停止运动,防止出现不良后果。

◆衣着要合身,以免影响活动效果。

第三节　青少年如何健康饮食

青少年时期是人类生长发育过程中的一个重要时期,介于童年与成年之间,包括青春发育期及少年期,相当于初中和高中学龄期。青少年在青春期时体格生长迅速,身体各项机能逐渐发育成熟,完成从青少年到成人的转变。在青春期,身体各部分的生长速度并不相同,一般四肢快于躯干,下肢快于上肢,呈现自下而上、自肢体远端向中心躯干的生长发育规律性变化。这个时期的青少年,其体重每年可增长4～5千克,身高每年可增长5～7厘米。

骨的基本形态是由遗传因素调控的,但环境因素对骨的生长发育也有密切影响。影响骨生长发育的因素有神经、内分泌、营养及其他物理、化学因素等。其中,全面且充分的营养对骨骼的生长发育有着举足轻重的作用。在青少年时期,骨骼的生长发育较为迅速,对营养的需求量也比较大,影响青少年骨骼生长发育的营养元素主要包括钙、维生素D、磷和蛋白质等。

青少年时期正是快速生长发育期,膳食中某些营养素,如蛋白质、铁、钙、锌、碘摄入不足的现象在某些地区时有发生,其他营养素的不足也会在特定条件下发生。所以,青少年的日常饮食应多样化,以提供充足、全面、均衡的营养,保证身体生长发育所需。

一、均衡饮食

均衡饮食是保持健康的重要因素,每天的食物都应该包括以下四大类,并要注意适当的分量(如图3-38)。

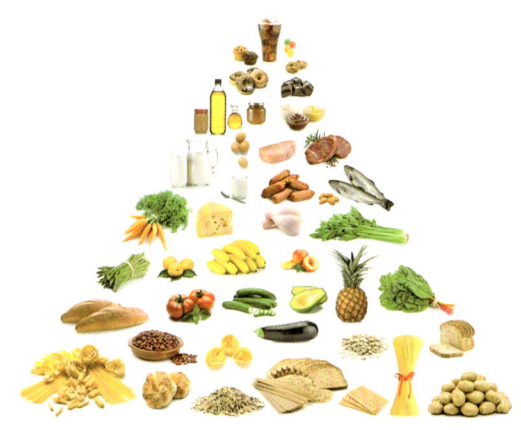

图 3-38

1. 五谷类

如饭、粉、面、面包、饼干等。

2. 肉类、蛋类及豆品类

如猪、牛、鸡、鱼、虾、蛋和豆类。

3. 蔬菜瓜果类

如西兰花、生菜、芥蓝、红萝卜、番茄、豆角、青瓜、苹果、菠萝等。

4. 奶制品类

如鲜奶、芝士等。

二、饮食金字塔

"饮食金字塔"（如图 3-39）是把食物有系统地进行分类，其中金字塔的底层是宽阔的，而顶层则是狭窄的，这代表了：

● 尽量多吃谷薯类

- ●多吃水果蔬菜
- ●适量进食肉类、豆类、蛋类和奶类
- ●尽量少吃油、盐、糖等调味品

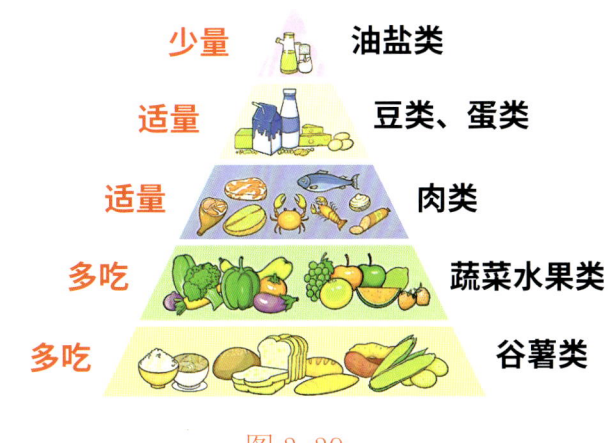

图 3-39

要达到均衡饮食，吃得健康，应根据"饮食金字塔"的比例来进食。

三、青少年饮食指南

青少年时期是儿童发育到成年的过渡时期，这是发育突飞猛进和性成熟阶段，是人体质、体格、心理和智力发展的关键时刻。在这一时期，青少年的生长速度、学习才能、性成熟程度和劳动效率等均与营养状况关系亲密。

青少年生长发育阶段也是人体对热能和营养素需求最多的阶段，对热能和营养素缺乏都非常敏感，营养不良可能会推延生长发育，还会使身体各方面受到严重影响。反之，假如此阶段营养补充合理和充分，不但会促进正常的生长发育，而且原来营养不良的儿童也会因此赶上正常发育的青少年。

不过，青少年学习压力大、自主性强，性发育和体态变化都会对青少年的心理和情绪产生很大的压力。因此其饮食可能无法满足营养需要，或者热量摄入过少而营养相对缺乏。尤其是青春期的女孩子，可能会因为身体发育而采取不恰当的减肥方法，致使产生神经性厌食而危害健康。

所以，青少年的营养问题应该受到关注，并应该注意以下几点：

1. 饮食多样化

青春期需要摄入高热能及丰富的营养素，因此按照营养学的要求，一日的膳食应该有主食，副食，有荤有素，尽量做到多样化（如图 3-40）。

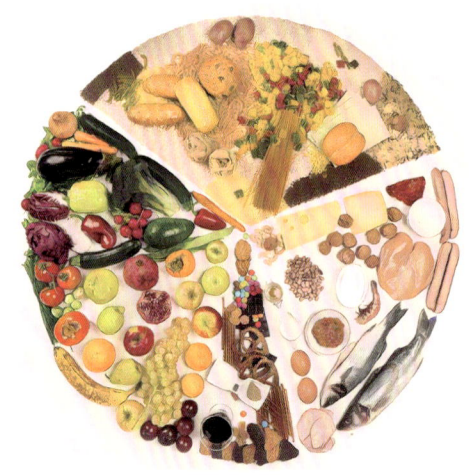

图 3-40

在主食组成中，除了米饭之外，要多吃面制品，如面条、包子、馒头、饺子和馄饨等，还应该在主食中掺食玉米、小米、荞麦、甘薯、高粱米等杂粮。

除主食之外，还要有一定的动物性食品、豆制品和果蔬，其中在所有饮食构成上，绿叶蔬菜应该占一半以上。

除主餐之外，要防止零食过多，尽量不要吃熏烤、油炸等食品。同时还要防止有的青少年因过于注重体型而忌食。

2. 安排好一日三餐

青少年要安排好一日三餐，这是符合生理功能和实际需要的（如图 3-41）。

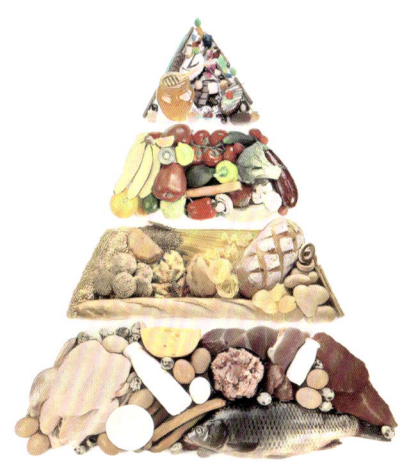

图 3-41

早餐要选择热量高的食物，以足够的热能保证上午的体力活动和脑力活动的需要。青少年比较理想的早餐应该是一杯牛奶，适量的新鲜水果和蔬菜，100 克左右的主食，如面包、馒头、饼干等含碳水化合物较高的食品。

午餐要有丰富的蛋白质和脂肪，因为午餐既要补充上午的能量消耗，又要为下午的消耗储存能量。午餐供热应为全天总热能的 35%～40%。

至于晚餐，以吃五谷类的食品和清淡的蔬菜为宜，不可食用过多的蛋白质和脂肪，以免消化不良而影响睡眠。

在考试期间，应该提高膳食质量，多供给优质的蛋白质和类脂，特别是维生素 A、维生素 B1、维生素 B2 及维生素 C，以补充高级神经系统紧张活动下的特殊消耗。

3. 保证鱼、肉、蛋、奶、豆类、蔬菜、水果的摄入

青春发育期对蛋白质需要的增加尤为突出，每日达 80～90 克，其中优质蛋白质应占 40%～50%，所以膳食中应有充足的动物性食物和大豆类食物（如图 3-42）；维生素 A、D、C、B 族及钙、磷、锌、铁等矿物质对青少年的体力及脑力发育具有重要的作用。全国营养调查资料表明，我国居民平均每人每日钙的摄入为 341～374 毫克，仅为供给量标准的 38.9%～52.5%，所以膳食中不可缺少奶及奶制品。

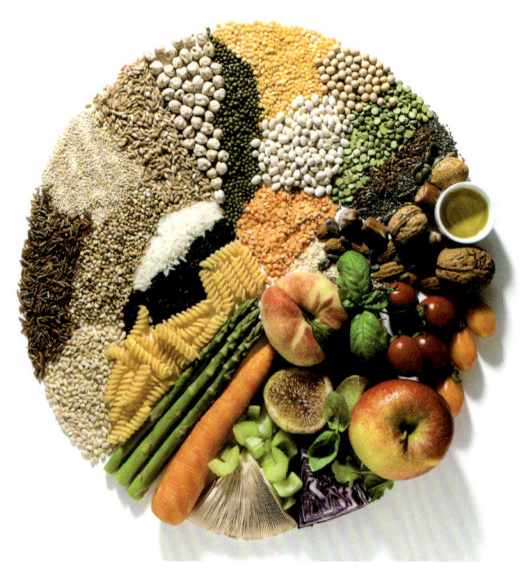

图 3-42

谷类是我国膳食中主要的能量和蛋白质的来源,青少年能量需要量大,每日大约需 400～500 克,可因活动量有所不同。蛋白质是组成器官增长及调节生长发育和性成熟的各种激素的原料,蛋白质摄入不足会影响青少年的生长发育。青少年每日摄入的蛋白质应有一半以上为优质蛋白质,为此,膳食中应含充足的大豆类食物。

钙是骨骼的重要成分,青少年正值生长旺盛期,骨骼发育迅速,需要摄入充足的钙。1992 年全国营养调查资料表明,我国中小学生钙的摄入量普遍不足,还不到推荐供给量的一半。为此,青少年应每日摄入一定量的奶类和豆类食品,以补充钙的不足。中小学生中缺铁性贫血也较普遍,所以膳食应增加维生素 C 的摄入,以促进铁的吸收。青春发育期的女孩应时常吃一些海产品,以增加碘的摄入。

4. 避免暴饮暴食、偏食挑食及盲目节食

受社会风气和习俗影响,有些女孩子会过多注重自己的体型,盲目减肥甚至节食,严重影响摄食行为,而女孩子的生理发育特点又要求摄入脂肪不能过少。女孩子每天能量供给的 25%～30% 应该来自脂肪的摄入,其中动物性脂肪

和植物性脂肪的比例为1：2最佳。有益健康的零食有牛奶、酸奶等奶制品，各种新鲜的蔬菜、水果及花生、核桃等坚果类食品。此外，青少年应防止暴饮暴食、偏食挑食及盲目节食，少吃零食，养成良好的饮食习惯（如图3-43）。

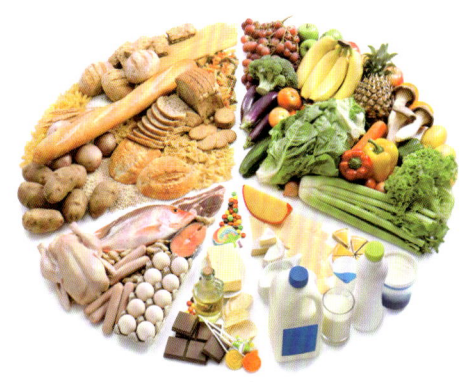

图 3-43

5. 参加体育活动，增强体育锻炼

适量运动和合理营养相结合可促进青少年生长发育，改善心肺功能，提升人的耐久力，减少身体脂肪和改善心理状态。这种经济、实用、有效、非药物又无副作用的措施，对提升我国人民生活质量和健康水平起着重要的作用（如图3-44）。

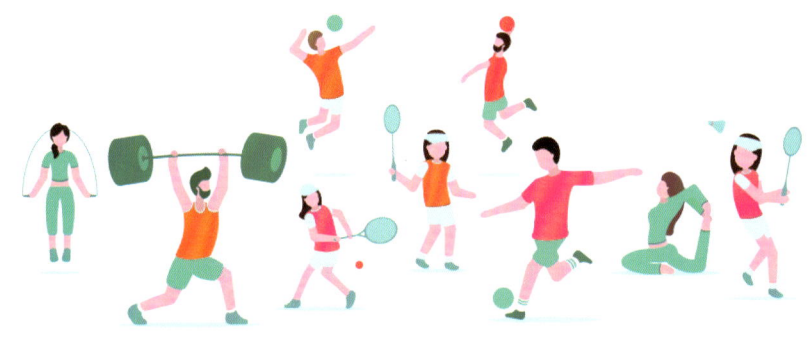

图 3-44

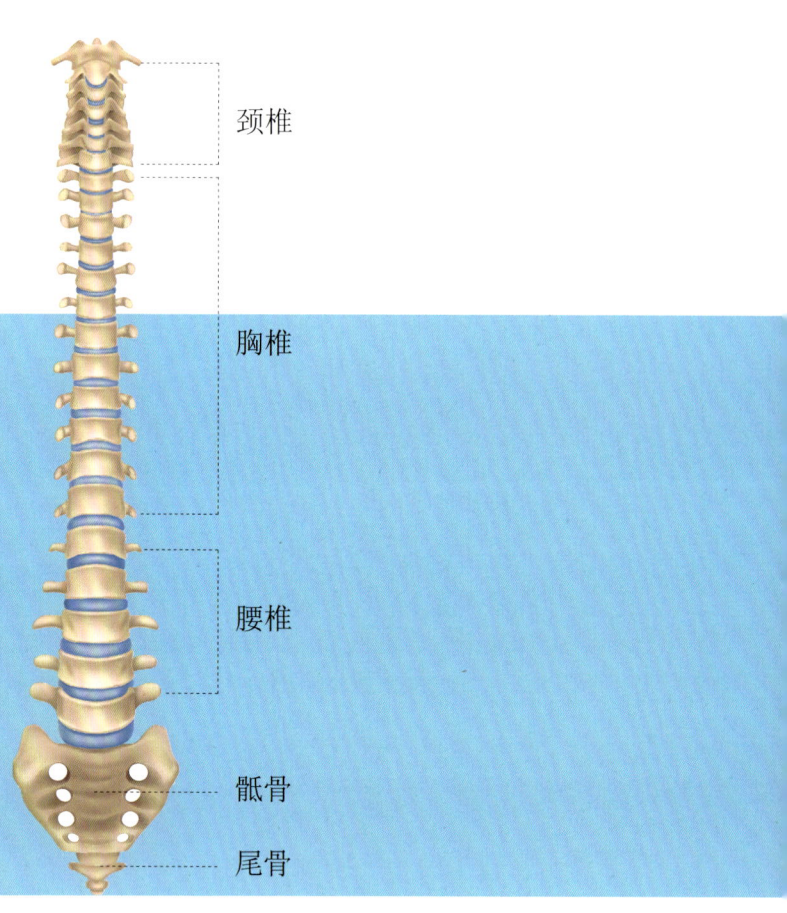

附录
认识脊柱

第一节　脊柱、骨盆的形成

现代医学认为，脊椎指的是由 26 块椎骨连接组成的结构，即从第一颈椎到骶尾骨。现代医学的脊柱外科，实际上就是指的这一段，有的学者称之为脊柱，有的称之为脊椎。

传统的脊柱就是从颈椎的寰椎关节到尾椎。近些年来，随着医学科学的发展，学者们把头颅和脊椎交接部分及骨盆也算作脊柱的一部分，因为前者是托起头颅的支点，骨盆是整个脊柱的底座，这就形成了一个完整的脊柱。而现在说的脊柱，其概念被有的学者更加扩大化了，即脊是指脊柱，柱是指人体的立柱。有的学者认为脊柱应该是支撑人体的一个支架。也就是说，脊柱的整体概念是指由脊柱、头颅、骨盆和四肢为支架组成的人体立柱结构，它包括骨组织和周围的软组织。

一、脊柱的生理发育和变化

1. 脊柱的生理发育

脊柱的发育是由中胚层的生骨节细胞围绕脊髓和脊索形成的。在胚胎早期，每侧体节腹内侧面分出一团间充质细胞，为生骨节。生骨节逐渐移向中线脊索周围。起初，生骨节组织的节段包绕脊索与体节对应，当进一步发展时，每个生骨节的尾端部分变致密，并和下位生骨节的头端连接起来，形成新的节段，称椎骨原基，即后来的椎体。椎体形成后不久，在其背面伸出密集的间充质，形成神经弓，包围脊髓。腹面形成肋突，肋突在胸椎形成肋骨，在颈、腰椎与横突相合。椎骨原基形成软骨，后骨化为椎体。椎体中的脊索完全退化，但在椎间隙中央的脊索保留下来了，增长并经过黏液样变性，形成髓核。髓核周围的纤维组织分化成纤维软骨环，与髓核共同构成椎间盘。临床上偶遇到骶尾部的脊索组织残留并异常生长而形成肿瘤，压迫周围组织产生腰骶痛及盆腔脏器功能障碍。

生骨节旁的生肌节组织，原来与生骨节位于同一节段，当生骨节重新组合之后，则处于两相邻椎骨间，并逐渐发育成脊旁肌肉。原位于生骨节间的动脉，此时处于椎体腰部，形成脊间动脉，即以后的肋间动脉及腰动脉。神经则位于两椎骨间，通过后来形成的椎间孔与脊髓相接，成为脊神经。

脊柱的分节和包绕神经管是一个复杂的演化发育过程。在发育过程中，脊柱的发育缺陷可形成半椎、楔椎、蝶椎、融合椎、移行椎，是常见的脊柱畸形之一，更常见的发育障碍是两侧椎弓对合障碍形成的脊柱裂。较轻的脊柱裂多为腰骶椎骨的后弓没有合并，但脊神经正常，表面皮肤正常或仅有小凹，或有色素沉着及毛发，因临床无症状，常在X线片中发现，称隐性脊柱裂；重者可同时有脊神经、脊膜或脊髓的膨出，产生相应的脊神经功能障碍。

在胚胎1～3个月时，脊髓和脊柱的长度一致。在以后的发育过程中，脊柱的生长迅速超过了脊髓，致脊髓末端在椎管内上升。在出生时其末端位于腰3（第三腰椎）水平，至成人末端在腰1（第一腰椎）下缘，腰2（第二腰椎）以下的脊膜称为终丝，仍连于尾骨水平。随着这种生长不相称的结果，腰骶脊神经就从脊髓的发出处斜行到相应的脊柱节段出椎间孔处，脊髓以下的神经呈马尾状，称为马尾神经。腰椎穿刺，碘水造影，均在此水平以下进行，以免刺伤脊髓。

人刚出生时的椎骨在椎体和两侧椎弓各有一个骨化中心。出生后1年，胸、腰椎两侧椎弓完全融合。第二年初颈椎融合。在7～10岁骶骨融合，如果融合不良，就会形成脊柱裂。椎弓与椎体的融合，颈椎在3岁，胸椎在4～5岁，腰椎在6岁，骶椎在7岁或更晚。次发骨化中心在青春期才出现。

人刚出生时候的脊柱，每节椎骨的椎体和左右椎弓之间以软骨结合，出生第一年内，两侧椎弓在后部融合。椎体和椎弓之间的软骨称为"神经中央部软骨"，是椎骨除椎体上、下生长板上、下关节突、左右横突外又一软骨区。它的主要作用是负责椎体和椎弓的部分生长，在5～6岁时，"神经中央部软骨"完全骨化闭合，其余软骨在青春期出现二次骨化，并在25岁前后完成骨化。

人出生后脊柱的生长发育高峰主要发生在婴幼儿期和青春期到来之际这两个时期。女孩青春期脊柱的生长发育高峰是从11～12岁和17～18岁，男孩青春期脊柱的生长发育高峰是从13～14岁和18～20岁。有科学家将脊柱的发育成熟程度与生长速度结合起来进行观察，结果显示5岁时脊柱的增长速度最快，并得出0～5岁是脊柱在出生后发育最重要阶段的结论。同时，在青少年时期，胸椎段的脊柱生长最为显著。而女性大约在16岁，男性大约在18岁时，脊柱便停止生长发育了。

2. 脊柱的生理弯曲形成

脊柱的4个生理弯曲，即颈曲、胸曲、腰曲及骶曲。颈曲凸向前，胸曲凸向后，腰曲凸向前，骶曲凸向后。

人类脊柱的生理弯曲是在漫长的进化过程中形成的，是基因条件下，人体通过改变自身结构，更好地发挥机体功能的适应性改变。而且，4个生理弯曲也不是我们一出生就有的。那么，是从什么时候开始，经过了怎样的发育，人类才拥有4个生理弯曲的呢？这就要从人体胚胎时期说起了。

当人体还处在胚胎时期，胸曲和骶曲就已经形成了，胸椎和骶椎向后凸出，脊柱呈"C"形弯曲。颈曲出现在胚胎第七周，此时人体开始出现"喘息反应"，这种反应让脊柱的颈段逐渐形成向前的弯曲，但并不明显，此时头颅和脊柱还在一条轴线上。在整个胚胎发育时期，人体的脊柱与四足脊椎动物，比如猪、牛、羊是一样的，只有一个"C"形弯曲。颈曲在一定程度是脊椎动物遗传进化的产物。刚出生的婴儿的脊柱和胎儿时期一样，只具有胸曲和骶曲。新生儿颈部呈稍微向前凸的弯曲，而腰部几乎是直的，与胸部和骶部处在同一弯曲度上。如果我们从侧面观察，只能看见一个向后凸出的弯度。

出生后3～4个月，婴儿开始抬头，颈曲才真正随之出现。出生后6～8个月，婴儿开始端坐，腰曲也随之出现。在3～8个月期间，婴儿学会了抬头和端坐，为了更好地使头与上半身保持平衡，颈部的脊柱也在悄悄地发生着变化，逐渐形成永久性的颈曲。当8～9个月开始爬行时，婴儿腹部的重量下坠，使腰曲逐渐形成。可以想象一下，爬行的婴儿头抬着逐渐形成颈曲，肚子的重量使腰部塌下去形成腰曲。因此，爬行是人类成长过程中的重要环节，对颈、腰椎的健康尤其关键。但是现在许多婴儿在要爬行的时候，却被家长成天抱在手里，稍长大一点儿就放到学步车中，这些都不利于婴儿颈、腰椎的正常发育，也是现在颈、腰椎病发病率高的原因之一。所以这也提醒了家长，多让婴儿爬一爬，不仅能促进婴儿运动能力的发展，还保护了婴儿脊柱的健康发育。到了出生后的1岁左右，婴儿开始直立行走了，腰曲也就基本形成了。人体脊柱生理弯曲的发育过程告诉我们，4个生理弯曲中，颈曲和腰曲都是为了更好地适应功能的需要才出现的。

完成4个生理弯曲的人类脊柱在站立位时，重力线应通过每个弯曲的交接处，然后向下以髋关节稍后方，膝踝关节稍前方而达地面。腰椎前凸在每个人身上并不一致,女性前凸较大。青年性圆背患者,或老年性驼背患者,为保持直立位,腰椎前凸也增加。老年人椎间盘退变后,颈椎及腰椎前凸会减小。脊柱的弯曲可协助椎间盘减少振荡,但使支撑力减少,在弯曲交界处容易损伤(如胸椎第十二节,腰椎第一节)及慢性劳损(如腰椎第四节、腰椎第五节),成为腰痛的易发病处。

脊柱的前凸增加称前凸,常见于腰椎及骶骨水平位的人。过大的弧形后凸常见于胸部,如为骤弯,则称为成角畸形,常见于骨折、结核。向侧方的脊柱弯曲称为侧凸。这些都影响了脊柱的承重和传递功能,故为病理状态,可导致腰痛。

人类直立运动已有 300~500 万年的历史,但直立后的脊柱仍不能完全适应功能的需要,特别是腰骶交界处的慢性劳损,常为腰痛发病的基础。

二、骨盆的生理发育和变化

人类出生时骨盆小,髂骨几乎垂直向下,骨盆呈圆锥形。髂骨的骨化中心在胚胎第二个月时出现,上部发生尤为迅速。坐骨的成骨中心于胚胎第四个月时出现,耻骨的骨化中心至第四、第五个月时开始出现。由髂、耻、坐 3 个骨化中心发生变化的骨骼,男性在 16~17 岁时愈合,女性在 13~17 岁时愈合,耻骨支和坐骨支在 10 岁时愈合。在髂骨的周围突起有刺激骨化中,髋骨除了上述的近髋臼的初级骨化中心外,另在髂骨的周围突起,有刺激骨化中心,以后发展成为髂嵴、髂前上棘、坐骨结节、坐骨棘和耻骨结节。

1. 人类出生时骨盆特点

低骨较窄,其侧块基薄,骶骨前面的凹度不显,慨岬亦不显著。

髂骨扁平,髂嵴无弓形曲度。

坐骨和耻骨均较短,两侧的坐骨紧紧相互靠着,耻骨弓则较窄。

髋臼较浅。

随年龄的增加,骨盆的形状和直径开始发生变化。

2. 直立姿势的改变

婴儿开始坐立时，体重传达至坐骨结节，站立时体重传达至股骨头。这种姿势的改变使骶骨向前向下，骨盆入口的矢径减小，骶岬就更显突出。

骶骨下部的后倾，因受骶棘韧带和骶结节韧带的牵拉得以防止，骶骨的前部因而凹陷，其中心部正好位于第三骶椎。

在直立过程中，髂骨迅速向外上发展，虽然骶骨的生长有使两侧髂骨分开的趋势，但因后部附着于髂粗隆的坚强韧带、前部的腹股沟韧带、股骨头加于髋臼的压力，以及耻骨联合等因素而得以防止。这些因素可使髂骨在耳状面之前弯曲，骨盆的矢径相对缩小，骨盆的横径相对增大，如果再加上腹壁和大腿肌肉的牵引，就可以想象髂骨嵴为什么会呈"S"形。

髂窝和髋臼逐渐加深，坐骨结节变得粗糙。

第二节 脊柱、骨盆的构造

一、脊柱的构造

脊柱是身体的支柱，位于背部正中，上端接颅骨，下端达尾骨尖。婴幼儿的脊椎数量是32～33节，成人脊柱由26块椎骨（包括颈椎7块，胸椎12块，腰椎5块，骶骨1块、尾骨1块）接韧带、关节及椎间盘连接而成（如图附-1）。脊柱上端承托颅骨，下联髋骨，中附肋骨，并作为胸廓、腹腔和盆腔的后壁。脊柱具有支持躯干、保护内脏、保护脊髓和进行运动的功能。脊柱内部自上而下形成一条纵行的脊管，内有脊髓（注：脊柱不等于脊椎或脊椎骨，脊柱是由多块脊椎组成的）。

脊柱的前面由椎体堆积而成，其前与胸腹内脏邻近，不但保护脏器本身，而且保护脏器的神经、血管，其间仅隔有一层较薄的疏松组织。椎体被破坏时，在颈部，脓液可聚集于后咽部，或沿颈部下降至锁骨下窝，也可沿臂丛至腋窝；在胸部可沿肋间神经至胸壁，也可波及纵隔；在腰部可沿腰大肌筋膜下降，形成腰大肌脓肿，可流注至腹股沟下方，也可绕过股骨小转子至臀部。

脊柱的后面由各椎骨的椎弓、椎板、横突及棘突组成。彼此借韧带互相联系，其浅面仅覆盖肌肉，比较接近体表，易于扪触。脊柱后部的病变易穿破皮肤。

在脊柱前后两面之间为椎管，内藏脊髓，其周围骨性结构如椎体、椎弓、椎板，因骨折或其他病变而侵入椎管时，即可引起脊髓压迫症，甚至仅少量出血及肉芽组织便会引起截瘫。

脊柱分颈、胸、腰、骶及尾椎五段，上部长，能活动，好似支架，支撑着胸壁和腹壁；下部短，比较固定。身体的重量和所受的震荡即由此传达至下肢。

脊柱的长度，3/4 是由椎体构成，1/4 由椎间盘构成，是一个相当柔软又能活动的结构。随着身体的运动载荷，脊柱的形状会有相当大的改变。脊柱的活动取决于椎间盘的完整，相关脊椎骨关节突间的和谐。

这样众多的脊椎骨，由于周围有坚强的韧带相连，能维持得相当稳定，又因彼此之间有椎骨间关节相连，具有相当程度的活动范围，每个椎骨的活动范围虽然很少，但如果全部一起活动，范围就增加很多。

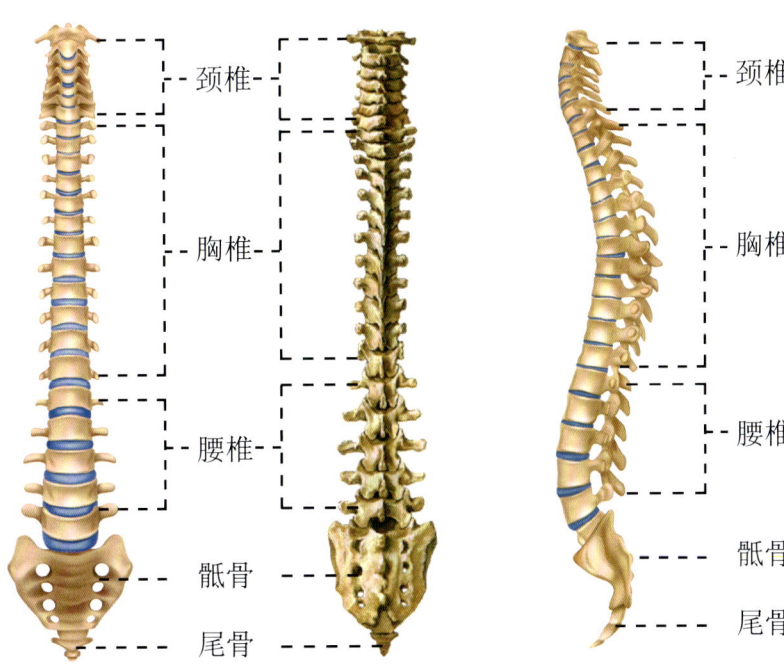

图 附-1

二、脊柱的外形特点

1. 脊柱的整体观

脊柱的功能是支持躯干和保护脊髓。成年男性脊柱长约70厘米，女性约60厘米。其长度会因姿势不同而略有差异，静卧比站立时可长出2～3厘米，这是因站立时椎间盘被压缩所致。椎间盘的总厚度约为脊柱全长的1/4。老年时会因椎间盘胶原成分改变而变薄，骨质疏松导致椎体加宽而高度减小，以及脊柱肌肉动力学下降致胸曲和颈曲的凸度增加，这些变化都直接导致老年脊柱的长度减小。

2. 脊柱前面观

从前面观察脊柱，自第二颈椎到第二骶椎的椎体宽度，自上而下随负载增加而逐渐加宽，到第二骶椎为最宽。由骶骨耳状面以下，由于重力经髂骨传到下肢骨，椎体已无承重意义，体积也逐渐缩小。从前面观察脊柱，正常人的脊柱有轻度侧屈，惯用右手的人，脊柱上部略凸向右侧，下部则代偿性地略凸向左侧。

3. 脊柱后面观

从后面观察脊柱，可见所有椎骨棘突连贯形成纵嵴，位于背部正中线上。颈椎棘突短而分叉，近水平位。胸椎棘突细长，斜向后下方，呈叠瓦状。腰椎棘突呈板状，水平伸向后方。

4. 脊柱侧面观

从侧面观察脊柱，可见成人脊柱有颈、胸、腰、骶4个生理性弯曲。其中，颈曲和腰曲凸向前，胸曲和骶曲凸向后。脊柱的这些弯曲增加了脊柱的弹性，对维持人体的重心稳定和减轻震荡有重要意义。胸曲和骶曲凸向前方，在胚胎时已形成，胚胎在全身屈曲状态下发育。婴儿出生后的开始抬头、坐起及站立行走，对颈曲和腰曲的改变会产生明显影响。也有人认为凸向前方的颈曲在胚胎时也已经显现，这是胚胎伸头动作肌肉发育反应的结果。

脊柱的每一个弯曲，都有它的功能意义。颈曲支持头的抬起，腰曲使身体重心垂线后移，以维持身体的前后平衡，保持稳固的直立姿势，而胸曲和骶曲在一定意义上扩大胸腔和盆腔的容积。长期姿势不正和某些疾病（如胸椎结核、类湿性脊柱炎等）可使脊柱形成异常弯曲，如驼背。

三、骨盆的构成和特点

骨盆是连结脊柱和下肢之间的盆状骨架，由后方的骶骨、尾骨（脊柱最低的两块骨）和左右两髋骨连接而成的完整骨环（如图附-2）。骨盆既将体重传递到两下肢，又是游离下肢的活动基础，还支持保护腹盆内器官。

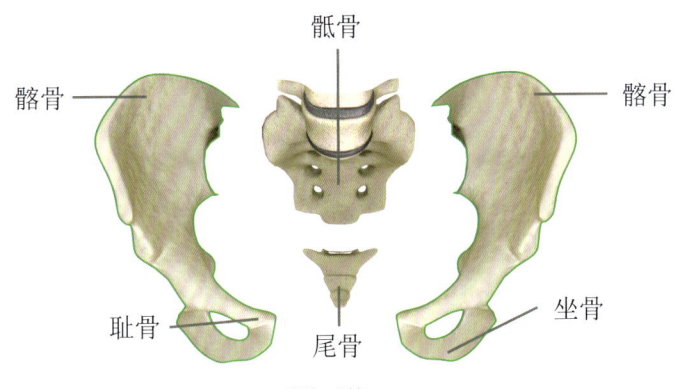

图 附-2

髋骨由髂骨、坐骨和耻骨融为一体。髂骨为髋骨上部，其凸隆弯曲的上缘为髂嵴。嵴的前后端各有一突起为髂前上棘和髂后上棘，前下方一骨突称髂前下棘。髂骨后面粗糙不平，有耳状的关节面称耳状面，与骶骨耳状面相关。该关节浅，易发生错位。坐骨构成髋骨的下部，耻骨体构成髋臼的前下部。耻骨上下支相接处的内侧面为卵圆形的、粗糙的面，称耻骨联合面，当骶髂关节错位时，两侧的耻骨联合面也会发生前后或上下错动（如图附-3）。

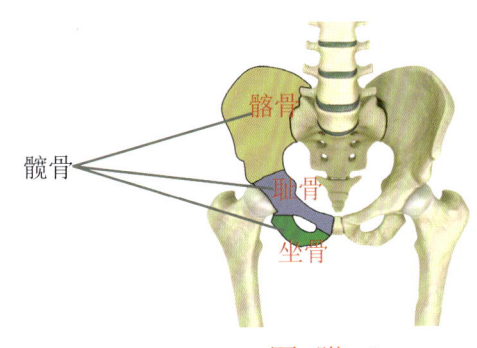

图 附-3

整个骨盆借界线分为上部的大骨盆（假骨盆）和下部的小骨盆（真骨盆）。界线是由骶岬，两侧骶翼前缘，两侧弓状线，两侧的耻骨梳、耻骨结节、耻骨嵴以及耻骨联合上缘围成的环形线，即小骨盆上口，大、小骨盆借此口相通。小骨盆下口高低不齐，由尾骨尖和两侧的骶结节韧带、坐骨结节、耻骨弓，以及耻骨联合下缘构成，呈菱形（如图附-4）。上口与下口之间的部分是骨盆腔。

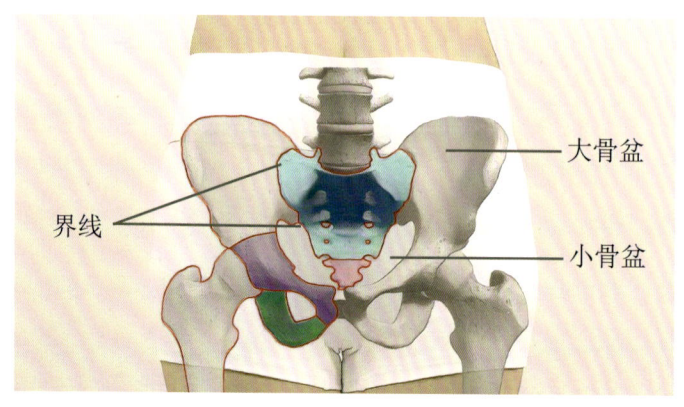

图 附-4

男性直立时，骨盆两髂前上棘和耻骨联合位于同一冠状面内；女性髂前上棘前倾约1厘米。骨盆有明显的性别差异，女性骨盆与孕育胎儿及分娩密切相关。男性与女性的骨盆差异表现在：①女性骨盆较男性小，且较轻；肌、腱和韧带附着处的标志不及男性明显；骶骨底，耳状面和髋臼都较小，耻骨联合也较宽而短。②女性骨盆上口、下口的横径与矢径的绝对值比男性大；因女性的耻骨体与耻骨嵴较长，故髋臼至耻骨联合的距离比髋臼本身的直径大；女性耻骨弓的夹角约为90°或更大些，男性约为70°～75°；女性的坐骨结节稍翻向外侧，坐骨大切迹的夹角较大，因而尾骨更偏向后方，骶骨的嵴也不及男性显著。③女性骨盆的假骨盆较宽，髂窝较浅，两侧髋臼间的距离较大，闭孔略呈三角形；整个骨盆较短而宽（如图附-5）。

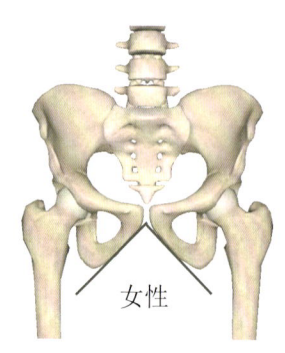 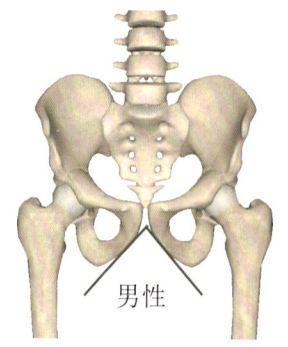

图 附-5

儿童的骨盆尚未定型，髋骨还不是一块整体，是由髂骨、耻骨、坐骨依靠软骨相连而成，一般 19～24 岁才愈合为一块整体。在运动时，女孩避免从高处向硬的地面跳，防止该三块骨错位，出现不正常的愈合，影响骨盆正常发育和成年后的分娩。另外，女孩过早穿高跟鞋会使身体重心转移，使骨盆口变得狭窄。在形态上，男女 10 岁前后骨盆开始出现差别，女性宽而短，男性狭而长，至成年期差别更显著。

第三节　脊柱和骨盆的功能

一、脊柱的功能

脊柱位于人体背部中央，起着承上启下的作用，它既是头的支持者，又是人体躯干的中轴，支持体重，并参与胸、腹腔和盆腔的构成，保护体腔内在器官，特别是脊髓（如图附 -6）。

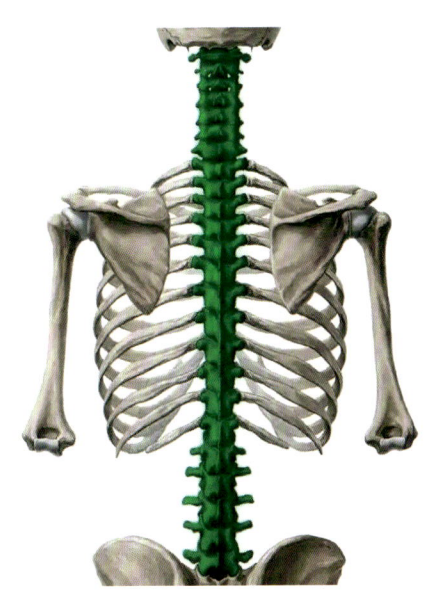

图 附 -6

脊柱由于有独立的椎骨组成，加上韧带、肌肉、椎间盘将各个脊椎骨连接起来，成为一个整体，就像自行车的链条一样，环环紧扣，这就保证了人类颈、胸、腰部活动的灵活性。因此，人们能自由自在地根据不同需要向前俯、向后仰、左右弯曲，称得上得心应手，随心所欲。

人体的脊柱并不像电线杆一样笔直，而是根据人体的特殊情况，有着4个弯曲，从侧面看上去呈"S"形，其中2个原发后凸，2个继发前凸。胸椎的后凸是胸椎椎体前窄后宽的结果，而颈部的继发前凸主要是由椎间盘的前宽后窄构成的，其椎体则前后等高或前方稍矮。腰椎的前凸则除了椎间盘的前高后矮外，腰4及腰5椎体也变得前高后矮，腰3椎体不定，仍多为方形，而腰1、2椎体仍适应胸腰段的后凸而呈后高前矮形态。腰椎曲度在性别上有一定的差异，女性的一般比男性的大。正常生理曲度的存在，是脊柱自身稳定和平衡的表现。

脊柱的功能作用主要有以下4点：

1. 骨架支撑作用

脊柱是人体躯干的支柱，它位于颈、躯干和骨盆的背面正中，起着支撑头颅，构成胸腔、腹腔、盆腔的作用。同时也是上下肢的支持者。

2. 安全保护作用

脊柱有4个生理曲度（颈曲、胸曲、腰曲和骶曲），使脊柱如同一个大弹簧，增加了缓冲震荡的能力，加强了稳定性。在跳跃或剧烈运动时，椎间盘可吸收震荡，防止颅骨和脑部受到损伤，同时对脊髓、中枢神经和内脏器官起到保护作用。

3. 运动平衡作用

脊柱上端借枕骨承托头颅，在胸部与肋骨结成胸廓。上肢借肋骨、锁骨、胸骨以及肌肉与脊柱相连，下肢借骨盆与脊柱相连。人的身体躯干的前屈、后伸、侧屈、旋转等运动以及上、下肢的各种活动，均通过脊柱调节，保持平衡。

4. 神经传导中枢作用

人体的周围神经系统是由自主神经、感觉神经和运动神经组成的,是通过脊柱的 31 对神经根分布全身的。

二、骨盆的功能

骨盆由骶骨、尾骨、两侧髋骨组成,以及连结它们的关节、韧带装置构成。从正面看骨盆,骶骨和两块髋骨构成半圆形的拱梁,骶骨位于拱梁的中央,骨盆两侧以髋臼架于股骨上,宛如拱桥结构,它能承受重力由骶骨向两侧传至髂骨和坐骨(如图附 -7)。

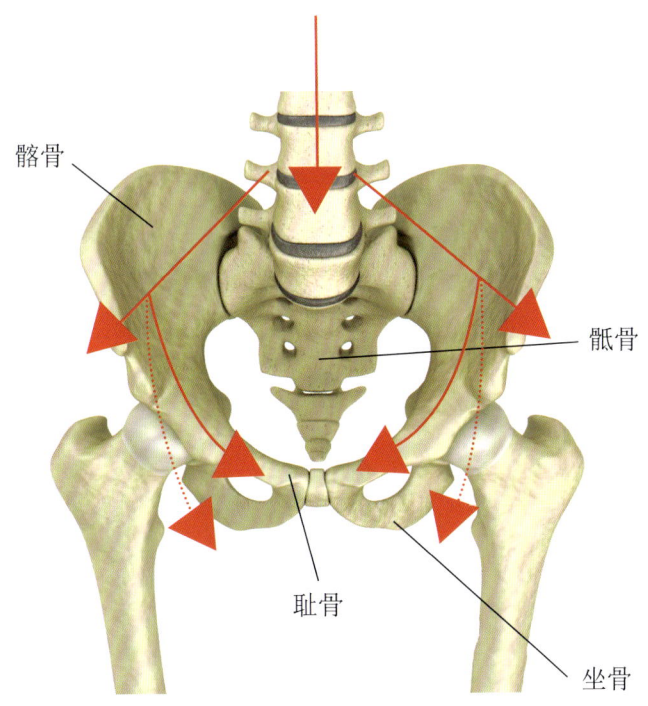

图 附 -7

骨盆是连接躯干和下肢的纽带，通过腰骶关节和腰椎相连，通过髋关节和下肢相连，故骨盆可以以这些关节为轴，作向前和向后的转动（如腹背运动的体前屈和体后伸），绕一侧髋关节的垂直轴，作左右转动（如竞走增加步幅运动），绕一侧髋关节的矢状轴，可作向上和向下的运动（如上下楼梯动作）。绕腰骶关节三个轴，骨盆和下肢一起对脊柱运动，绕腰骶关节额状轴作前屈（如仰卧举腿）、后伸（后手翻动作），绕矢状轴作侧屈（如鞍马的单腿摆越动作），绕垂直轴作回旋（如双杠前摆转体180°）等运动。应该指出，骨盆的运动常常是在一侧髋关节和腰骶关节处同时进行的，也总是和下肢及躯干的运动联系起来的。这样，可使它们的运动幅度得到调节或补充。

除了运动的功能外，骨盆还具有支持体重、保护内脏器官、缓冲震动的作用。女性小骨盆还作为生殖道之用。

参考文献

[1] 解自新，王红锦，袁翔，袁文昌．临床骨科学［M］．长春：吉林科学技术出版社，2014．

[2] 王红锦．徒手整形实用技术［M］．长春：吉林科学技术出版社，2015．

[3] 王红锦．骨盆平衡矫正术［M］．合肥：安徽科学技术出版社，2021．

[4] 王红锦．产后康复技术指南［M］．南昌：江西科学技术出版社，2022．

[5] 王红锦．中国正骨整脊术与体形体态矫正［M］．西安：陕西科学技术出版社，2025．

[6] 孔令军．青少年脊柱健康［M］．上海：上海科学技术出版社，2021．

[7] 国家体育总局青少年司，国家体育总局体育科学研究所．儿童青少年科学健身指南［M］．北京：人民邮电出版社，2020．

[8] 刘益善．儿童脊柱侧弯78问［M］．北京：军事医学科学出版社，2013．

[9] 冯强，黄昀．青少年脊柱健康实用指南［M］．北京：中国农业出版社，2017．

[10] 杨军林．脊柱侧弯看名医［M］．广州：中山大学出版社，2017．

[11] 巴尔-奥尔．儿童青少年与体育运动［M］．高崇玄，译．北京：人民体育出版社，2008．

[12] 李辉，季成叶，宗心南，等．中国0-18岁儿童、青少年身高、体重的标准化生长曲线［J］．中华儿科杂志，2009，47（7）：487-492．

[13] 竹内京子，冈桥优子．骨盆解剖及功能训练图解［M］．北京：北京科学技术出版社，2019．

[14] 刘学宽，倪福运，赵长地．脊柱决定健康——脊柱疾病防治问答［M］．北京：金盾出版社，2015．

[15] 邱贵兴．脊柱侧凸邱贵兴2016观点［M］．北京：科学技术文献出版社，2016．

[16]（德）克里斯塔·莱纳特·施罗德，（奥）彼得拉·奥纳·格勒布尔. 施罗德脊柱侧凸三维治疗［M］. 谢智子，（德）达维德·康拉德·莱尔，译. 北京：北京科学技术出版社，2022.

[17]（美）詹姆斯·H·克莱，（美）戴维·M·庞兹. 基础临床按摩疗法——解剖学与治疗学的结合［M］. 李德淳，赵晔，王雪华，译. 天津：天津科技翻译出版公司，2004.

[18] 中国营养学会. 中国居民膳食指南（2016）［M］. 北京：人民卫生出版社，2016.

[19] 中国营养学会. 中国学龄儿童膳食指南（2016）［M］. 北京：人民卫生出版社，2016.

[20]（英）奥利弗，（英）米德狄屈. 脊柱功能解剖学［M］. 赵宇，盛伟斌，译. 北京：人民军医出版社，2013.

[21] 卓大宏. 中国康复医学［M］. 北京：华夏出版社，2003.

[22]（英）简·约翰逊. 体态矫正指南［M］. 赵鹏，李令岭，译. 北京：人民邮电出版社，2019.

王红锦系列书籍推荐

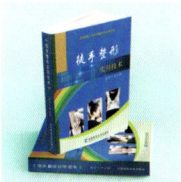

《徒手整形实用技术》

作者：王红锦

定价：358.00 元

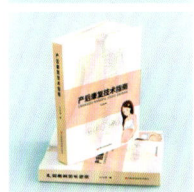

《产后康复技术指南》

作者：王红锦

定价：358.00 元

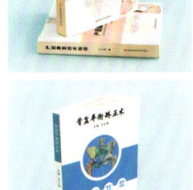

《骨盆平衡矫正术》

作者：王红锦

定价：198.00 元

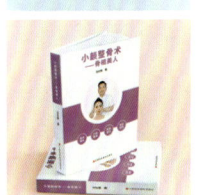

《小颜整骨术——骨相美人》

作者：王红锦

定价：198.00 元

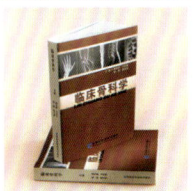

《临床骨科学》

作者：解自新、王红锦、袁翔、袁文昌

定价：98.00 元

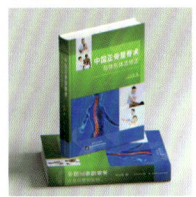

《中国正骨整脊术与体形体态矫正》

作者：王红锦

定价：498.00 元

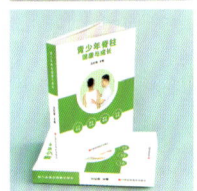

《青少年脊柱健康与成长》

作者：王红锦

定价：198.00 元

关注我们了解更多

咨询热线：400-008-1507